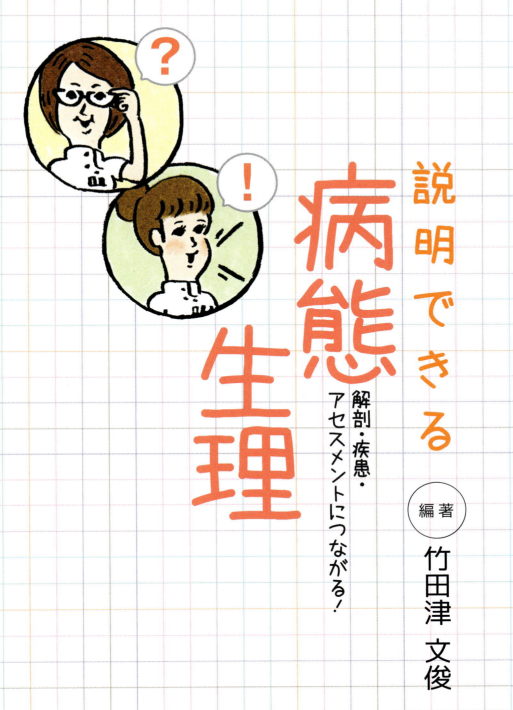

説明できる病態生理

解剖・疾患・アセスメントにつながる！

編著 竹田津 文俊

説明できる病態生理

解剖・疾患・アセスメントにつながる！

目次

呼吸器疾患 … 1
- **LESSON1** 呼吸不全を説明しよう … 2

循環器疾患 … 15
- **LESSON2** 心不全を説明しよう … 16

消化器疾患 … 27
- **LESSON3** 食道炎を説明しよう … 28
- **LESSON4** 胃・十二指腸潰瘍を説明しよう … 36
- **LESSON5** 肝不全を説明しよう … 48
- **LESSON6** 原発性大腸がんを説明しよう … 62

代謝・リウマチ性疾患 … 75
- **LESSON7** 糖尿病を説明しよう … 76
- **LESSON8** 脂質異常症を説明しよう … 84
- **LESSON9** 関節リウマチを説明しよう … 90

甲状腺疾患 … 97
- **LESSON10** 甲状腺機能亢進症を説明しよう … 98
- **LESSON11** 甲状腺機能低下症を説明しよう … 108

血液疾患 ･･ 113
LESSON12　貧血を説明しよう ････････････････････････････ 114
LESSON13　白血病を説明しよう ････････････････････････････ 124
腎・尿路疾患 ･･ 133
LESSON14　高尿酸血症を説明しよう ･････････････････････ 134
LESSON15　腎不全を説明しよう ････････････････････････････ 138
LESSON16　尿路結石症を説明しよう ･････････････････････ 148
脳・神経疾患 ･･ 153
LESSON17　脳血管障害を説明しよう ･････････････････････ 154

巻末付録　解剖図 ･･ 173

索引 ･･･ 186

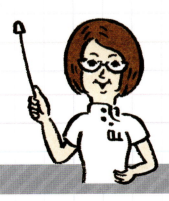

呼吸器疾患
循環器疾患
消化器疾患
代謝・リウマチ性疾患
甲状腺疾患
血液疾患
腎・尿路疾患
脳・神経疾患

■ 本書のねらい

　正常な状態の人間の身体について学ぶこと（解剖生理学）．
　病気などで異常な状態になった人間の身体について学ぶこと（病態生理学）．
　どちらも，看護師として患者さんを看護するうえで，一番根っこの基礎基本になる知識です．しかし，覚えなければいけない事柄が多すぎて苦手意識をもってしまったり，ちょっと遠ざけてしまったりと，ややとっつきづらいと感じるみなさんも多いのではないでしょうか？
　看護学生として病院の実習に臨んだ際，実習指導者さんから「それはなぜ？　どうして？」などと，受け持ち患者さんの病態についてさまざまな質問を投げかけられることでしょう．そんなとき，あせって教科書や参考書で見かけた断片的な単語をつなぎ合わせてなんとか説明しようと試みるも，うまく説明できなかった……そんな苦い経験をするかもしれません．
　また，実際に看護師資格を取得して臨床現場に出た後も，患者さんからは「どうして足がむくむの？」「息が苦しいのはなんで？」などと，患者さんの最も身近な存在である看護師にはさまざまな疑問が寄せられるはずです．

　正常な状態から異常な状態へ陥ったときに人間の身体で起こっている出来事（病態生理）を，正しく論理的にわかりやすく説明する能力．

　この能力は，学校での学びを終えて看護師として働き始めてからも，必ず求められます．むしろ，看護学生のときよりも，その機会はずっと増えるはずです．
　そもそも「学校の勉強」とは，大雑把に言えば「授業で知識を学ぶ」と「テストで知識を解答する」の２つで成り立っています．そして苦労するのは，「テストで知識を解答する」のほうではないでしょうか？　要するに，「頭のなかの知識を正しい形で取り出してくる」のが大変なのです．とすれば，実習指導者さんや患者さんにわかりやすく伝えられるほどにちゃんと説明（アウトプット）できたならば，テストで解答（アウトプット）するのは簡単に思えるでしょう．この本は，書名が示すとおり，「説明できる病態生理」を実感してもらえることを目指して制作しました．
　本書では，臨地実習や臨床現場でよく出会う病態や疾患に絞って取り上げています．ただし，「説明できる」を念頭に置いた学び方をすることで，本書では未記載の病態・疾患にも十分に活用できる方法です．読み終えた後は，この本に書いていない病態・疾患を「説明できる」ように勉強するなど，ぜひ自分なりに応用してみてください．
　本書が，病態生理を学ぶすべての方々の，学習の一助になることを願っています．

呼吸器疾患
循環器疾患
消化器疾患
代謝・リウマチ性疾患
甲状腺疾患
血液疾患
腎・尿路疾患
脳・神経疾患

■本書の読み方

その1 のフキダシを音読する　難易度 ★☆☆

最初から順番に読んでいき， Aのフキダシのところは，声に出してゆっくり読みましょう．

➡声に出して繰り返し読めば次第に覚えられて，理解できます！

その2 Aのフキダシを隠しながら読む　難易度 ★★☆

最初から順番に， Qに対する答えを考えながら読んでいきます．このとき，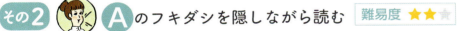 Aのフキダシは手で隠しておき，読んだ文章やイラストをもとに，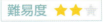 Qの答えを自分の言葉で言ってみましょう．言えたら手をどかして，答え合わせをします．

➡答えは一言一句同じでなくてOK！　自分の言葉で説明しようとすることが大切です．

その3 Qの答えを，最初から自分の言葉で言ってみる　難易度 ★★★

 Qに対する答えを，最初から自分の言葉で言ってみましょう．自分なりに説明ができたら，本文を順番に読んでいき，自分がきちんと理解して説明ができたかを確認しましょう．

➡その1，その2で練習をしてから，ステップアップしていくとよいでしょう．

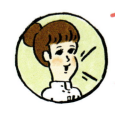
「先生役」と「学生役」に分かれて，友達同士で練習するのもよし……

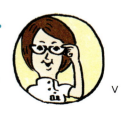
「声に出して説明する」代わりに，「文章に書いてみる」のもよし……

◆**著者略歴**◆

竹田津 文俊(たけたづ ふみとし)　医学博士
1978 年　自治医科大学医学部卒業
　　　　同年　大分県技術吏員として大分県庁環境保健部医務課，大分県立病院において臨床研修
1980 年　大分県立療養所三重病院第一内科医師として勤務
1983 年　大分県清川村国民健康保険直営診療所所長として勤務
1988 年　大分県庁環境保健部医務課課長補佐として勤務
　　　　同年　大分県庁環境保健部退職
　　　　同年　東京大学大学院医学系研究科博士課程入学
1991 年　スウェーデン　ウプサラ大学　ルードビッグ癌研究所に留学
　　　　同年　東京大学大学院医学系研究科博士課程修了
　　　　同年　スウェーデン　ウプサラ大学　ルードビッグ癌研究所留学より帰国
　　　　同年　自治医科大学総合医学第 1 講座（自治医科大学附属大宮医療センター血液科）講師
1999 年　自治医科大学看護短期大学看護学科教授
2002 年　自治医科大学看護学部教授
2012 年　公益社団法人地域医療振興協会　さいたま看護専門学校　校長
2012 年　公益社団法人地域医療振興協会

編集担当：Nursing Canvas 編集室，増田和也，秋元一喜
表紙・カバーデザイン：柴田真弘
DTP：センターメディア
表紙・本文イラスト：てぶくろ星人
本文イラスト：日本グラフィックス

呼吸器疾患

LESSON 1 呼吸不全を説明しよう

Q 呼吸器はどんな構造をしていますか？
Q 呼吸運動はどのように行われていますか？
Q 呼吸機能が低下するのはどんなときですか？
Q 呼吸不全では，どのような症状が現れますか？
Q 呼吸不全の患者さんのフィジカルアセスメントでは，どのような身体所見がありますか？
Q 呼吸不全の患者さんの検査では，どのような所見がありますか？

1 呼吸不全を説明しよう

説明できる病態生理

呼吸不全とは，呼吸機能の低下により**動脈血酸素分圧（PaO₂）が60mmHg以下の低酸素血症**となった状態のことです．

1 呼吸のしくみについて説明しよう！

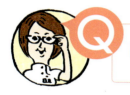

Q 呼吸器はどんな構造をしていますか？

呼吸器は大きく分けて，取り込まれた空気の通り道である「**気道**」と，ガス交換を行う場である「**肺**」からなります．

■気道のしくみとはたらき

空気は口または鼻から入り，咽頭，喉頭，気管，気管支を通って肺胞にいたります．このときの空気の通り道で，鼻腔〜喉頭までを「**上気道**」，気管から先の部分を「**下気道**」といいます．

気道には，空気中の異物を肺まで侵入させないための防御機能がそなわっています．

まず鼻腔では，鼻毛が空気に含まれる塵埃(ちりやほこり)を捕らえます．次に，気管・気管支では，表面にある杯細胞が**粘液**を分泌し，線毛細胞による**線毛運動**によって，塵埃や病原微生物が口側へと運び出されます．

また，外の空気は，気道を通過するあいだに，体温に近い温度に調節されるほか，気道内の粘液によって，湿度が調節されます．

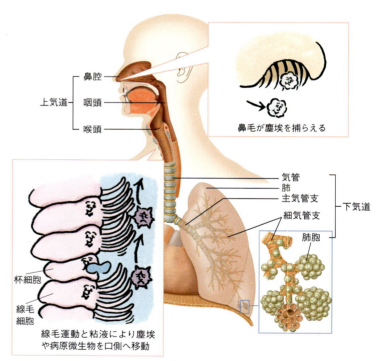

PaO₂：arterial oxygen pressure，動脈血酸素分圧

1 呼吸不全を説明しよう

知識をリンク！

感染などで気道の病原微生物が多くなると、粘液は増加し、粘稠度(ねんちゅうど)が高くなって、痰になります。このとき、空気が乾燥している場合や、身体が脱水状態である場合には、痰の粘稠度はさらに高くなって、喀出しにくくなります。

そのため、痰を出すために含嗽(がんそう)(うがい)をしたり、ネブライザーで吸入を行ったりします。

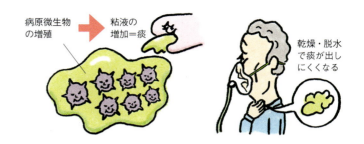

■肺のしくみとはたらき

気管は2本の気管支に分かれ、気管支はさらに細かく枝分かれして**細気管支**となり、その末端では小さな袋状の「**肺胞**」になります。

肺胞の周囲には、肺動脈から流れてきて、肺静脈へと続いていく毛細血管が走行しています。肺動脈側からは、全身から戻ってきた、**二酸化炭素を多く含む静脈血**が流れています。

ガスには、分圧の高い方向から低い方向に移動する、「**拡散**」という性質があるため、肺胞内の酸素は、毛細血管へ移動します。代わりに、毛細血管内の二酸化炭素が、肺胞内へと入ってきます。これを「**ガス交換**」といいます。

酸素を多く得た血液は動脈血となり、肺静脈から左心へと流れ、全身へと流れていきます。一方、肺胞に入った二酸化炭素は、気道を戻り、呼気として口または鼻から体外に排出されます。

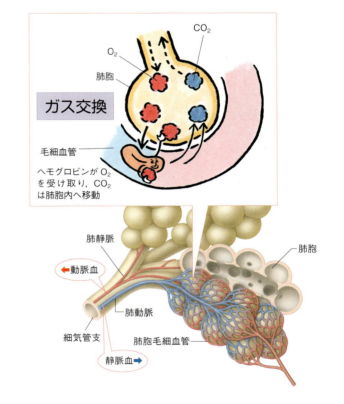

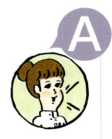

呼吸器は「気道」と「肺」からなります。
気道は空気の通り道で、肺に異物を入れないための防御機能があります。肺では、肺胞と毛細血管とのあいだでガス交換が行われます。

呼吸器疾患

マストな用語！「内呼吸」と「外呼吸」

生体内にある細胞が活動するためには，エネルギー（ATP）が必要です．細胞は，グルコースを燃焼させてATPを産生します．

燃焼には**酸素**を必要とし，燃焼したあとには**二酸化炭素**が発生します．

そこで細胞は，血液中の赤血球から酸素を受け取り，かわりに，二酸化炭素をわたします．こうした，**細胞における酸素と二酸化炭素のやり取り**を，「**内呼吸**」といいます．

一方，赤血球は，肺胞周囲の毛細血管において，肺胞から酸素を受け取り，二酸化炭素をわたします．こうした，**肺における酸素と二酸化炭素のやりとりを「外呼吸**」といいます．

通常"呼吸"という言葉は，外呼吸の意味で使われることがほとんどです．つまり，呼吸不全とは，外呼吸が障害された状態といえます．外呼吸が障害されると，内呼吸も正常に行うことができなくなり，生体の活動が低下してしまいます．

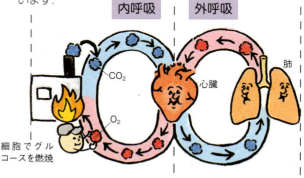

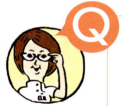

呼吸運動はどのように行われていますか？

肺胞は弾力に富んだ組織でできていて，吸気時にふくらみ，呼気時にしぼみます．ただし，肺胞自体が運動するのではなく，胸腔内の圧力に応じて伸び縮みしています．

吸気時には，横隔膜が下がり，胸郭が上がります．すると**胸腔内の容積が増大して，胸腔内圧は下が**り，肺胞はふくらんで吸気が流入します．

一方，呼気時には，横隔膜が上がり，胸郭が下がります．すると**胸腔内の容積は減少して，胸腔内圧は上が**り，肺胞はしぼんで呼気が排出されます．

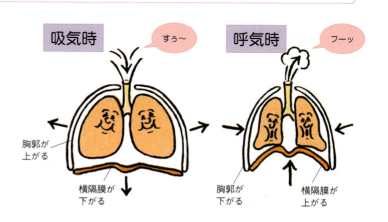

ATP：adenosine triphosphate，アデノシン三リン酸

1 呼吸不全を説明しよう

● 胸郭と横隔膜の動き

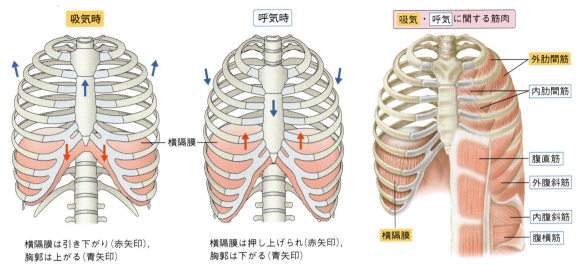

| 吸気時 | 呼気時 | 吸気・呼気に関する筋肉 |

横隔膜は引き下がり（赤矢印），胸郭は上がる（青矢印）

横隔膜は押し上げられ（赤矢印），胸郭は下がる（青矢印）

外肋間筋／内肋間筋／腹直筋／外腹斜筋／内腹斜筋／腹横筋／横隔膜

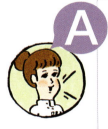

A 呼吸運動は，胸腔内の圧力が変化することで生じます．胸腔内の容積が増大すると，胸腔内圧が下がって肺胞がふくらみ，吸気が生じます．一方，胸腔内の容積が減少すると，胸腔内圧が上がって肺胞はしぼみ，呼気が生じます．

マストな用語！
「弾性」と「コンプライアンス」

　肺には，たえず縮もうとする性質があり，これを「弾性」といいます．たえず縮もうとしているため，肺は大気のもとでは，しぼんでしまいます．そのため，**胸腔内は大気よりやや低い圧力（陰圧）**になっています．この状態から胸郭を広げると，さらに圧が下がり，肺がふくらんで吸気が発生するわけです．

　このときの肺のふくらみやすさを「コンプライアンス」といいます．コンプライアンスが高ければ，肺はふくらみやすいということです．間質性肺炎では，肺が線維化するために，弾性とコンプライアンスの両方が低下して，肺が収縮・弛緩しにくくなります．

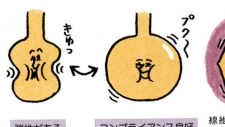

弾性がある　コンプライアンス良好

線維化＝弾性・コンプライアンスの低下

2 呼吸不全の病態を説明しよう！

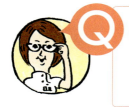

Q 呼吸機能が低下するのはどんなときですか？

呼吸は①肺胞内の空気が定期的に入れ換えられていること，②肺胞と毛細血管との間でガス交換が行われていること，で成立しています．この過程が障害されるのは，肺まで空気を取り込めない「**換気障害**」と，肺で酸素と二酸化炭素を交換できない「**ガス交換障害**」の2つが考えられます．

換気障害は，①**肺がふくらまない**，②**気道が閉塞している**，といった状態で，肺の空気が入れ換えられないことです．

また，ガス交換障害は，③**肺胞と毛細血管とのあいだに障害がある**，④**肺胞周囲の毛細血管の血流が障害されている**，といった状態で，肺胞と肺毛細血管でのガス交換ができないことです．この4つについて，それぞれ考えていきましょう．

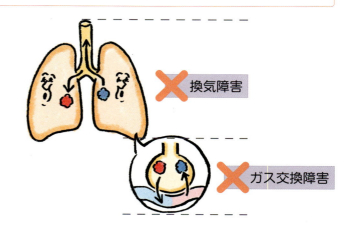

■①肺がふくらまない→**拘束性換気障害**

肺は弾力に富んだ組織でできているため，通常，空気が入ってくるとふくらみます．ところが，組織に異常が起こって硬くなってしまうと，肺がふくらまず，空気が入っていきません．同時に，肺の中にある空気も，外に出ていけなくなってしまいます．これを，「**拘束性換気障害**」といいます．代表的な疾患は，肺の間質が線維化していく**間質性肺炎**です．

また，胸水や気胸によって肺がふくらまない場合や，筋萎縮性側索硬化症（ALS）や重症筋無力症などで，呼吸筋が動かない場合も，拘束性換気障害に含まれます．

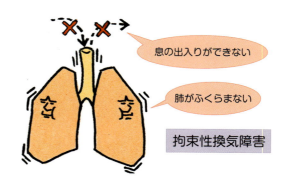

■②気道が閉塞している→**閉塞性換気障害**

気管支にも弾力があり，通常，息を吐くときには拡張します．しかし，この気管支に狭窄・閉塞が起こると，息が吐きにくくなります．これを，「**閉塞性換気障害**」といいます．

代表的な疾患は，**慢性気管支炎**，**肺気腫**であり，これらは**慢性閉塞性肺疾患（COPD）**とよばれています．

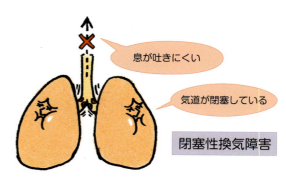

ALS：amyotrophic lateral sclerosis，筋萎縮性側索硬化症
COPD：chronic obstructive pulmonary disease，慢性閉塞性肺疾患

1 呼吸不全を説明しよう

■③肺胞と毛細血管とのあいだに障害がある
　　→**拡散障害**

　肺まで空気を取り込むことができても，酸素が肺胞から毛細血管内へと移動できなければ，生体内の必要な場所まで酸素を届けることができません．また，全身から肺動脈へと届けられた二酸化炭素も，肺胞内へ移動することができません．

　毛細血管への移動が阻害される要因としては，肺胞と毛細血管のあいだの組織が肥厚している，また，肺胞と毛細血管のあいだに水が溜まっている，といったことがあげられます．

　前者は**間質性肺炎**，後者は**肺水腫**などでみられます．

■④肺胞周囲の毛細血管の血流が障害されている
　　→**循環障害**

　肺胞周囲の毛細血管での血流が障害された場合も，ガス交換ができなくなります．

　こうした状態は，肺動脈が血栓で閉塞することによって生じる**肺塞栓症**や，毛細血管から左心室への血流が障害される**肺水腫**などによって起こります．

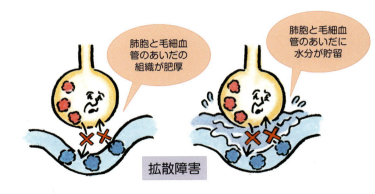

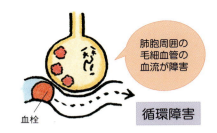

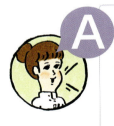
A 呼吸機能の低下は，換気障害やガス交換障害によって起こります．換気障害には，拘束性換気障害，閉塞性換気障害があり，ガス交換障害には，拡散障害，循環障害があります．

知識をリンク！

　拘束性換気障害と閉塞性換気障害は，呼吸機能検査（p13参照）で，右図のような違いがみられます．

　拘束性換気障害では，肺がふくらみにくくなるため，％肺活量が減少します．一方，閉塞性換気障害では，気道が閉塞し息が吐きにくくなるため，1秒率が減少します．

> 1秒率（FEV_1％）…1秒間に呼出できる量（1秒量）を肺活量で割り100を掛けたもの
> ％肺活量（％VC）…身長と体重から算出した予測肺活量に対する，実際の肺活量の割合

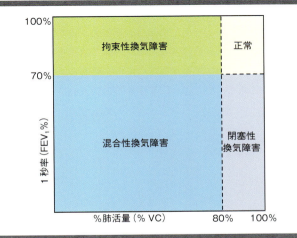

FEV_1％：percentage of forced expiratory volume in one second，1秒率
％VC：percent vital capacity，パーセント肺活量

3 呼吸不全にいたる疾患は？

■間質性肺炎

肺の間質（血管内皮細胞と基底膜で囲まれた部分）が線維化する疾患です．発症当初は肺胞と毛細血管のあいだが厚くなることによって，**拡散障害**によるガス交換障害が起こります．進行すると**肺胞が硬くなって，息を吸うことも吐くことも難しい，拘束性換気障害**（肺胞換気障害）となります．

原因不明の間質性肺炎を突発性間質性肺炎といい，ほかにも，カビなどの吸入によって起こる過敏性肺臓炎，抗がん薬や抗菌薬などの薬物が原因で起こる薬物性肺臓炎，放射線照射によって起こる放射線肺臓炎，粉じんの吸引によって起こるじん肺も，間質性肺炎に含まれます．

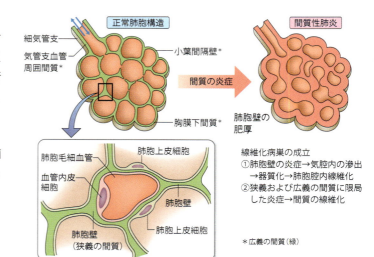

■慢性気管支炎

気管支の慢性炎症によって気道内分泌物が増加し，**気管支の狭窄・閉塞が起こる疾患です．気管支が呼気時に拡張しないため，息を吐き出しにくくなります．**

症状は，喀痰，咳嗽がみられます．60歳以上の高齢者に多く，喫煙などの外的刺激が原因となって生じます．

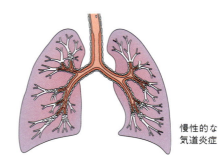

慢性的な気道炎症

■肺気腫

細気管支と肺胞が破壊されて異常にふくらんだままとなり，呼気を吐き出しにくくなる疾患です．原因は，先天性の場合もありますが，多くの場合は喫煙です．

肺胞が異常にふくらんだままとなるため，胸郭の前後径が拡張する**樽状胸郭**がみられます．また，**ばち状指**も特徴的です．

そして，呼気時に気管が広がりにくいために，口をすぼめて気道内圧を高めようとし，**口すぼめ呼吸**がみられます．

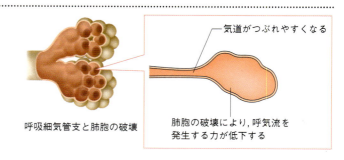

呼吸細気管支と肺胞の破壊

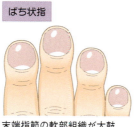

胸郭前後の拡大

末端指節の軟部組織が太鼓のばちのように丸く膨らむ

■肺水腫

肺胞と毛細血管のあいだに水分が過剰に貯留し，ガス交換が障害されます．

心疾患などで，肺から左心室への血流が障害されることにより，肺静脈がうっ滞して「肺うっ血」となり，血管から漏出した水分が間質に貯留することによって起こります．

貯留した水分により，呼吸音の聴診では，水泡音を認めます．また，進行し，肺胞内に赤血球が漏出すると，ピンク色の泡沫状の喀痰(p23)がみられます．

仰臥位では静脈還流量が増加するため，起坐位になると呼吸が楽になるのが特徴です(起坐呼吸)．

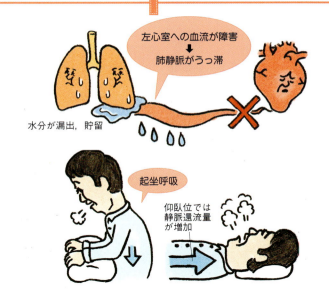

■肺塞栓症

末梢の静脈系に生じた血栓や脂肪塊などが肺動脈に流れ込み，閉塞させることによって生じます．肺動脈が閉塞すれば，肺毛細血管の血流も途絶え，肺胞とのあいだでガス交換を行うことができなくなります．

原因としては，心疾患，手術，静脈炎，妊娠・出産，長期臥床，肥満，エコノミークラス症候群，血液凝固亢進，線溶系の機能低下など，さまざまなものがあります．

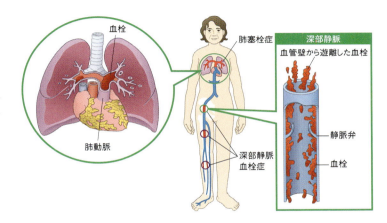

知識をリンク！

慢性的な呼吸不全では，肺血管が攣縮し，右心室はより高い圧で肺に血液を送り込もうとするため，肺高血圧となります．この状態が継続すると，右心室が肥大していきます．これを「肺性心」といい，右心不全となります．

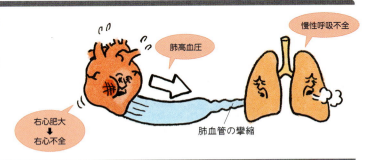

4 呼吸不全の症状を説明しよう！

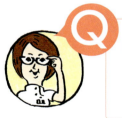

Q 呼吸不全では，どのような症状が現れますか？

呼吸機能が低下すると，血液中の酸素が減少して動脈血酸素分圧（PaO_2）が低下し，**低酸素血症**となります．

低酸素血症では，口唇や耳介，指先，爪床といった，血管が表皮の近くを走行している部位が青紫色に見える「**チアノーゼ**」が生じます．

チアノーゼは，還元ヘモグロビンが5g/dL以上でみられます．酸素と結合した「酸素化ヘモグロビン」は赤く見えますが，酸素と結合していない「還元ヘモグロビン」が多いと，血液は赤みを失うからです．

また，PaO_2が低下すると，延髄にある呼吸中枢が呼吸回数を増やす司令を出し，少しでも酸素を多く取り込もうとします．これにより，**呼吸困難**や**頻呼吸**がみられます．同時に，**心拍出量の増大**や**頻脈**もみられます．

急激に低酸素血症が生じた場合は，中枢神経系に障害が生じ，**見当識障害**，**記憶障害**や，$PaO_2 \leq 30Torr$では**意識消失**がみられます．

そして，呼吸不全が続くと，動脈血二酸化炭素分圧（$PaCO_2$）が上昇し，頭痛，うっ血乳頭や，呼吸性アシドーシスが生じます．

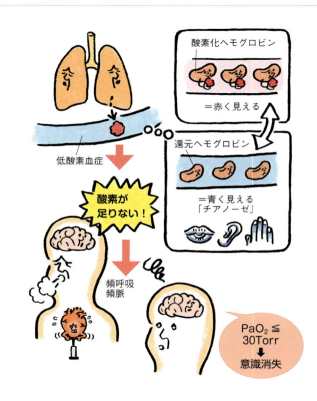

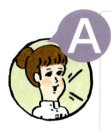

A 低酸素血症により，チアノーゼや呼吸困難，頻呼吸，頻脈，意識低下がみられます．
また，二酸化炭素の蓄積により，頭痛，うっ血乳頭や呼吸性アシドーシスが生じます．

1 呼吸不全を説明しよう

知識をリンク！

COPDなどで慢性的な高二酸化炭素血症をきたしている患者さんに高濃度酸素を投与すると，呼吸中枢が低酸素を感知しにくくなり，呼吸状態が低下します．これを「CO_2ナルコーシス」といいます．

高二酸化炭素血症により，頭痛が生じ，進行すると低酸素血症となり，意識レベルの低下や，昏睡をきたします．

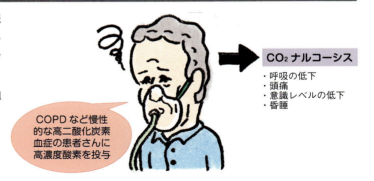

CO_2ナルコーシス
・呼吸の低下
・頭痛
・意識レベルの低下
・昏睡

COPDなど慢性的な高二酸化炭素血症の患者さんに高濃度酸素を投与

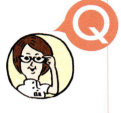

Q 呼吸不全の患者さんのフィジカルアセスメントでは，どのような身体所見がありますか？

■視診

呼吸不全では，頻呼吸が観察されます．また，**鼻翼呼吸**，**シーソー呼吸**，**胸鎖乳突筋の緊張**といった，**努力呼吸**が認められます．また，閉塞性換気障害の場合は，**口すぼめ呼吸**（p8）が見られます．

また，呼吸状態以外にも，**チアノーゼ**（p10）や**ばち状指**（p8）の観察も重要です．

■聴診

呼吸不全の場合，呼吸音の聴診では副雑音が聴取されますが，音の性状は，病態によって異なります．次のページに記した4種類を覚えておきましょう．

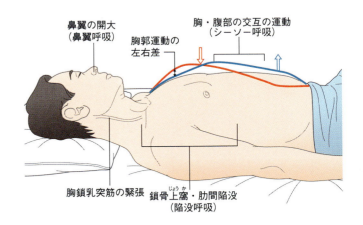

鼻翼の開大（鼻翼呼吸）
胸郭運動の左右差
胸・腹部の交互の運動（シーソー呼吸）
胸鎖乳突筋の緊張
鎖骨上窩・肋間陥没（陥没呼吸）

マストな用語！
喘鳴（ぜんめい）

聴診器を用いなくても聴取できる異常な呼吸音のこと．
気道に貯留した分泌物，気道の狭窄などにより生じます．
吸気時に聴取される場合をStridor（ストライダー）といいます．

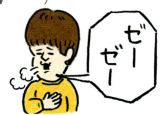

●副雑音の種類と病態

分類	連続性低音性副雑音 （Rhonchi, Rhonchus） ロンカイ ロンクス	連続性高音性副雑音 （Wheeze） ウィーズ	粗い断続性副雑音 （Coarse crackle） コース クラックル	細かい断続性副雑音 （Fine crackle） ファイン クラックル
音の性状・病態	いびき音 グーグー 気管・気管支に粘稠性の分泌物が貯留している	笛音（笛様音） ピーピー 気管・気管支が粘膜の肥厚や腫瘤により狭窄している →COPD，気管支炎 など	水泡音 ブツブツ 細気管支〜肺胞に水様，泡状の分泌液が貯留している →心不全，肺水腫 など	捻髪音 パリパリ 細気管支〜肺胞が硬くなり吸気時にふくらみにくくなっている →間質性肺炎 など
聴取相	吸気・呼気全相 呼気／吸気	おもに呼気	吸気，呼気全相 （体位によって変化）	吸気終末期
聴取部位	気管〜気管支	気管〜気管支	細気管支〜肺胞	細気管支〜肺胞

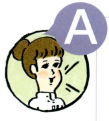

A 呼吸不全のフィジカルアセスメントでは，努力呼吸やチアノーゼ，ばち状指などを観察します．呼吸音の聴診では，病態により異なる性状の副雑音が聴取されます．

説明できる　病態生理

1 呼吸不全を説明しよう

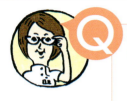

Q 呼吸不全の患者さんの検査では、どのような所見がありますか？

呼吸不全の定義として、動脈血酸素分圧（PaO_2）≦60Torrがあります。PaO_2は動脈血ガス分析によって調べます。また、パルスオキシメーターを用いれば、経皮的動脈血酸素飽和度（SpO_2）によって、ある程度予測することができます。PaO_2＝60Torrは、SpO_2＝90％です。

そして、スパイロメーターを用いた呼吸機能検査（スパイロメトリー）では、換気障害の種類を推測できます。

拘束性換気障害では、肺全体が硬くなるため、肺活量（最大限に吸い込んだうえで吐き出せる量）が減少します。一方、閉塞性換気障害では、気道の狭窄・閉塞により息を吐きにくくなるため、1秒率が低下します。

フローボリューム曲線では、拘束性換気障害の場合は全肺気量が小さくなるため、曲線が右にずれます。閉塞性換気障害では、呼出スピードがすぐに低下し、多量の空気が肺に残っているにもかかわらず、ゼロになります。

●スパイログラム
…横軸に時間、縦軸に肺気量の変化を記録したもの

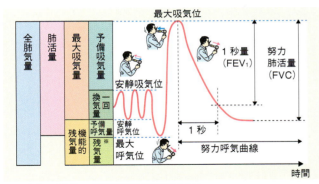

※スパイロメトリーでは残気量は測定できない。
したがって、全肺気量、機能的残気量も求められない。

●フローボリューム曲線
…横軸に肺気量、縦軸に気流量（速度）を記録したもの

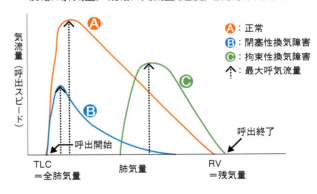

1秒量（FEV_1）…最大限に吸った状態から一気に呼出したとき、最初の1秒間に呼出できた肺気量
努力肺活量（FVC）…最大限に吸った状態から最大限に呼出した場合の肺気量の変化

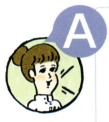

A 呼吸不全では、動脈血ガス分析で、PaO_2≦60Torrとなります。呼吸機能検査では、拘束性換気障害の場合は肺活量の減少、閉塞性換気障害の場合は1秒率の低下がみられます。

FEV_1 : forced expiratory volume in one second, 1秒量
FVC : forced vital capacity, 努力肺活量
TLC : total lung capacity, 全肺気量
RV : residual volume, 残気量

MEMO

循環器疾患

LESSON 2 心不全を説明しよう

- Q 心臓はどんな構造をしていますか？
- Q 心臓はどんな役割をもっていますか？
- Q 心拍出量と血圧の変化にはどのような関係がありますか？
- Q 心臓のポンプ機能が低下するのはどんなときですか？
- Q 血液循環が正常に行われなくなるのはどんなときですか？
- Q 心臓のポンプ機能が低下し，血液循環が正常に行われなくなると，どのような身体症状が現れますか？
- Q 心不全の患者さんのフィジカルアセスメントでは，どのような身体所見がありますか？

2 心不全を説明しよう

説明できる病態生理

心不全とは，**心臓のポンプ機能**が低下し，**血液循環**が正常に行われなくなった状態のことです．

1 心臓のポンプ機能と血液循環について説明しよう！

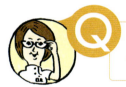

Q 心臓はどんな構造をしていますか？

心臓は，左右の心房と心室の計4つの部屋に分かれています．左側の2つ「**左心房・左心室**」は全身の循環と，右側の2つ「**右心房・右心室**」は肺の循環を担当しています．さらに，左右それぞれにおいて，まず「心房」に血液が送り込まれ，そこから「心室」へと送られます．

心房が収縮すると，心室に血液が入ってきます．これを「**拡張期**」といいます．一方，心室が収縮すると，心臓から血液が送り出されます．このときを「**収縮期**」といいます．この「拡張」と「収縮」を繰り返すことで，ポンプとして血液を循環させているのです．

また，心臓から送り出される血液を通す血管を「**動脈**」，心臓に入ってくる血液を通す血管を「**静脈**」といいます．

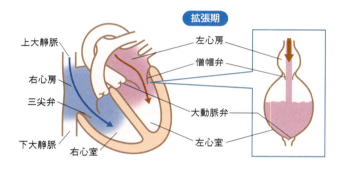

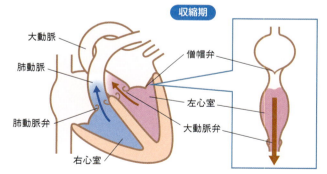

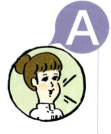

A 心臓は左心房，左心室，右心房，右心室の4つの部屋に分かれています．血液を心臓から送り出す血管が動脈，血液を心臓に戻してくる血管が静脈です．

2 心不全を説明しよう

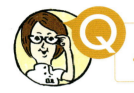

心臓はどんな役割をもっていますか？

　心臓は筋肉でできており，拡張と収縮を繰り返しています．この動きによって，ポンプのように血液を全身に送り出し，また，全身から戻ってきた血液を引き込んでいきます．

　このように，血液が「送り出され・戻ってくる」のを繰り返すことを"循環"といいます．

　なぜ，血液循環が必要かというと，全身の細胞は，日々活動するために酸素を必要としています．この酸素は体外から気道を通って肺に入り，肺から心臓へ，心臓から全身の細胞へと，血液を介して運搬されるからです．

　また，全身の細胞は，酸素を受け取る代わりに，二酸化炭素を排出する必要もあります．二酸化炭素もまた，血液を介して，心臓へと戻ってきます．

　このように，全身の細胞の活動に必要な血液循環を支えるポンプの役割をもつのが，心臓なのです．

■肺と全身の血液循環

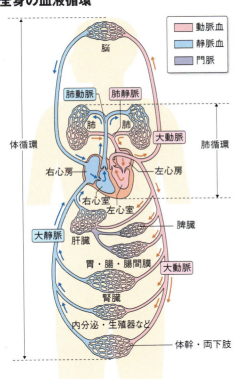

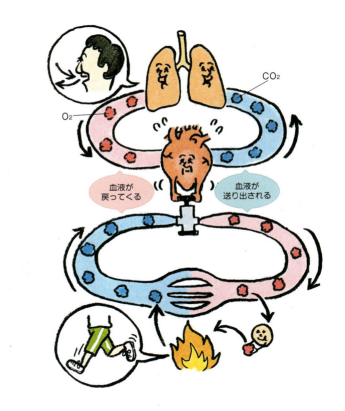

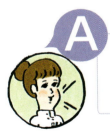

心臓は，全身の細胞に酸素を届けるために，血液循環を支えるポンプの役割をもっています．

循環器疾患　17

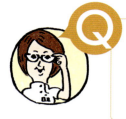

心拍出量と血圧の変化にはどのような関係がありますか？

血管は，血管内の血液が増加すると膨張し，血液が減少すると縮小（とまではいかなくても，緊張が低下）します．つまり，循環血液量が増加すると，血圧は上昇し，循環血液量が減少すると，血圧は低下します．

また，ポンプの力が増大し，心拍出量が増加すれば，循環血液量も増加し，血圧は上昇します．反対に，心拍出量が減少すれば，循環血液量も減少して，血圧は低下します．

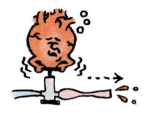
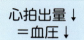
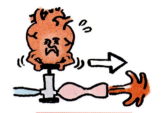

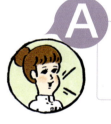

心拍出量が低下すれば血圧は低下し，心拍出量が増加すれば血圧は上昇します．

マストな用語！「前負荷」と「後負荷」

ポンプである心臓の仕事は「血液を拍出することと，戻ってきた血液を取り込むこと」です．この仕事の量，つまり，どれくらいがんばらなくてはいけないかを**負荷**といいます．

まず，ポンプに戻ってきた血液が多いほど，仕事量は多く，負荷は大きくなります．この「どれくらいの血液が戻ってくるか」つまり，**静脈還流量**のことを**前負荷**とよびます．

次に，ポンプが血液を拍出したあとの経路，つまり血管の状態によっても，負荷は変わってきます．

血管の内腔が広ければ広いほど，また血管壁が軟らかければ軟らかいほど，一度にたくさんの血液を送り出すことができ，血液は拍出しやすくなります．

逆に，血管の内腔が狭ければ狭いほど，また血管壁が硬ければ硬いほど，一度に送り出せる血液の量は減り，血液を拍出しにくくなります．

こうした血管の状態を**後負荷**とよびます．血管が狭く硬いほど，「後負荷が大きい」「**血管抵抗**が大きい」といい，後負荷（血管抵抗）が増大すると血圧は上昇します．

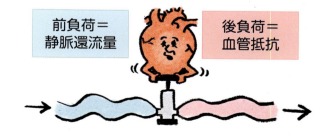

2 心不全の病態を説明しよう！

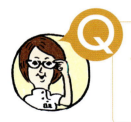

心臓のポンプ機能が低下するのはどんなときですか？

心臓は「拡張と収縮を繰り返すポンプである」と説明しましたが，この拡張と収縮という動きを支えているのは，「心筋」です．そのため，**心筋が障害**されれば，心臓のポンプ機能は低下します．

心筋が障害される代表的な疾患には，**心筋梗塞**，**心筋症**などがあり，長期間の**高血圧**でも心筋障害が生じます．

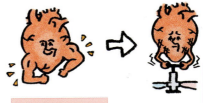

心臓＝筋肉

心筋の障害
↓
機能低下

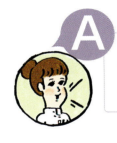

心筋梗塞，心筋症などで心筋が障害されると，心臓のポンプ機能が低下します．

知識をリンク！

心臓から全身へと血液を送り出す部屋は「左心室」でしたね．そのため，左心室の心筋のはたらきがとくに重要です．心臓の解剖をみると，左心室の心筋が厚くなっていることもポイントです．

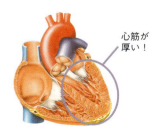

心筋が厚い！

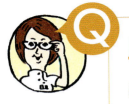

血液循環が正常に行われなくなるのはどんなときですか？

血液循環とは，「心臓から血液が送り出される」「心臓に血液が戻ってくる」の繰り返しであると説明しました．

そこで，血液循環が正常でない状態とは，①**血液が正常に流れていかない**，②**戻ってくる血液を適切に処理できない**，の2つの側面から考えることができます．

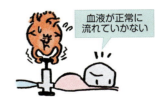

血液が正常に流れていかない

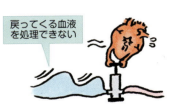

戻ってくる血液を処理できない

■「①血液が正常に流れていかない」状態について

心拍出量が減少するか，血管抵抗，つまり後負荷が増大した場合です．

心臓から全身へと血液を送り出す血管を「動脈」といいました．これが狭くなったり，硬くなったりして，後負荷が増大するのが「動脈硬化」です．

■「②戻ってくる血液を適切に処理できない」状態について

静脈還流量が増加，つまり前負荷が増大した場合に出現する事象です．

全身から戻ってきた血液は，心臓の右心房，右心室へと入っていきます．この戻ってくる血液の量（静脈還流量）が多すぎると，心臓が疲弊し，心筋は変性・肥大していき，ポンプ機能を維持できなくなります＊．

静脈還流量の増加は，慢性腎不全（腎機能低下により水分を尿として適切に排出できず，体内に余分な水分が溜まってしまった状態）や，輸液・輸血の過剰などによって生じます．

知識をリンク！

動脈硬化が持続・進行すると，心筋に血液を供給する血管が閉塞し，心筋に酸素が届かなくなる「虚血性心疾患（心筋梗塞，狭心症）」となります．

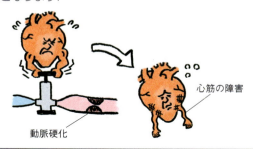

＊ただし，心臓は静脈還流量が増加するとその分，心拍出量を増加させて対応します．これを「スターリングの法則」といいます．心臓とは，与えられた仕事をこなす勤勉な労働者なのです．

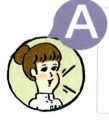

A 後負荷や前負荷の増大が継続すると，血液循環が正常に行われなくなります．動脈硬化や慢性腎不全などが原因となります．

大切！

ここまでに説明してきたとおり，心不全の原因は，以下のようにまとめられます．
①心筋の障害によるポンプ機能の低下
②後負荷（血管抵抗）の増大
③前負荷（静脈還流量）の増大

ただし，これらは別々に発生・進行していくわけではなく，複合して起こることに注意しましょう．

後負荷・前負荷の増大は心筋に大きな負担をかけ，心拍出量を低下させます．①～③のうちのどれかが起こると，それに影響されて，ほかの2つが生じ，心不全が進行していくというわけです．

例）
①の心筋の障害によるポンプ機能の低下から始まった場合
➡やがて静脈還流量が増加し（③），血管抵抗も増大して（②），心不全が進行していく．

②の後負荷の増大から始まった場合
➡やがて心筋の変性によりポンプ機能が低下し（①），前負荷の増大も加わって（③），心不全が進行していく．

3 心不全にいたる疾患は？

■急性心筋梗塞

冠動脈の閉塞により血流が途絶え，心筋が壊死することで，心不全におちいる疾患です（一時的に血流が途絶えた場合は，狭心症となります）．

心筋は，心臓を包み込むように走っている太い血管「**冠動脈**」を流れる血液から，運動に必要な酸素や栄養を受け取っています．そのため，冠動脈が狭くなったり，詰まったりすると，心筋は動けなくなってしまいます．

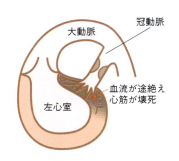

■心筋症

心筋自体の要因により心筋が変性し，正常な収縮ができなくなる疾患です．

病変はおもに左心室に生じます．左心室の心筋が肥大し，十分に拡張できないのが，「肥大型心筋症」です．

一方，左心室の内腔が拡張し，収縮できないのが「拡張型心筋症」です．僧帽弁狭窄症も，ほぼ同じ病態です．

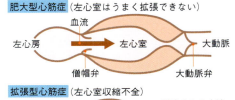

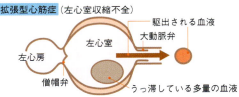

■大動脈弁閉鎖不全

大動脈弁が完全に閉まらなくなり，拡張期に大動脈から左心室へ血液が逆流する疾患で，大動脈弁逆流症ともいいます．

血液が逆流した分，左心室内の血液の量が増えるため，その分も拍出しなければなりません．つまり，前負荷が増大した状態となります．この前負荷の増大が続くと，心筋が変性・肥大し，心不全にいたります．

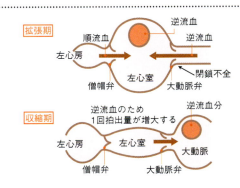

■僧帽弁閉鎖不全

僧帽弁が完全に閉まらなくなり，収縮期に左心室から左心房へ血液が逆流する疾患で，僧帽弁逆流症ともいいます．

血液が逆流した分，左心房内の血液の量が増えるため，こちらも前負荷の増大となり，心筋が変性・肥大し，心不全にいたります．

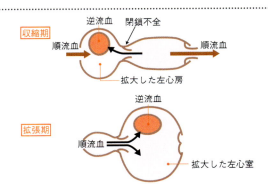

マストな用語！
「急性心不全」と「慢性心不全」

　急性心不全は，心筋梗塞など，急激な循環動態の変化を伴い，急速に発症した心不全です．

　一方，慢性心不全は，高血圧が長期間続くなど，長期にわたる心臓機能の低下によって生じた，しだいに進行していく心不全です．

　ただし，急性心不全から慢性心不全に移行する場合もあります．たとえば，心筋梗塞で急性心不全が生じたあと，心筋の再構築が進んでいくと，慢性心不全に変化していきます．

4 心不全の症状を説明しよう！

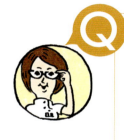

Q 心臓のポンプ機能が低下し，血液循環が正常に行われなくなると，どのような身体症状が現れますか？

　血液循環が正常に行われない状態については，「①血液が正常に流れていかない」，「②戻ってくる血液を適切に処理できない」の2つの側面から説明しました．

　この2つをもう少し具体的にいうと，①**心拍出量の減少**，②**血流のうっ滞**，といえます．ここから，どのような症状が出るか考えていきましょう．

■「①心拍出量の減少」によって生じる身体症状

　心臓から拍出される血液は，全身に酸素を運搬しています．そのため，心拍出量が著しく減少すると，全身で酸素が不足します．これにより，**易疲労感**や**全身倦怠感**，**チアノーゼ**，**四肢冷感**が出現します．

　また，脳も酸素不足になるため，**記銘力・集中力の減退**，**睡眠障害**，**意識障害**などが出現します．

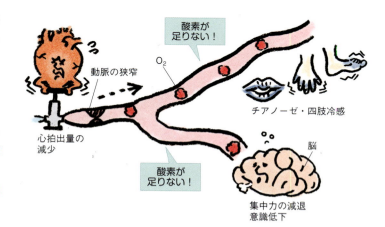

2 心不全を説明しよう

■「②血流のうっ滞」によって生じる身体症状

血流のうっ滞とは，血液の流れが滞った状態のことです．血液の流れが滞ると，肺や末梢に静脈血がたまります．すると，呼吸不全となり，心拍出量も低下します．その結果，労作時の息切れ，呼吸困難，起坐呼吸が出現します．

また，毛細血管の水分が血管から出て組織へと移動していくため，下肢の浮腫(むくみ)，胸水，腹水が出現します．

また，消化管にも静脈血がたまることで，食欲不振，吐き気，腹部膨満感が出現します．

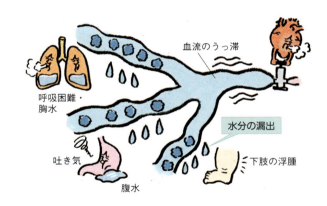

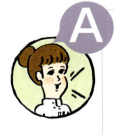

A 心拍出量の減少により，易疲労感や全身倦怠感，チアノーゼ，四肢冷感などが生じます．
また，血流のうっ滞により，労作時の息切れ，呼吸困難，起坐呼吸，下肢の浮腫，胸水，腹水などが生じます．

マストな用語！
うっ血

うっ血は，静脈の血流が滞った状態です(動脈の血流量が増加した状態は充血です)．

心不全のポンプ機能低下で，全身にうっ血が生じている状態を「うっ血性心不全」ともいいます．

うっ血が生じると，毛細血管から組織へ水分が漏出していきますが，うっ血がより高度になると，細胞間質に水分が多量に貯留し，末梢の循環が障害されます．その結果，肺では呼吸が障害され，同時に水分が漏出していき，血球も漏出するようになります．そのため，肺うっ血では，ピンク色の泡沫状の喀痰がみられます．

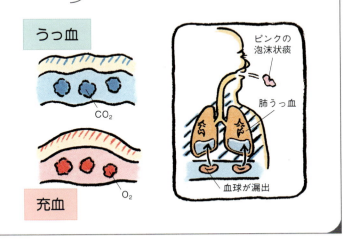

循環器疾患

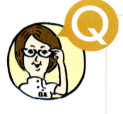

Q 心不全の患者さんのフィジカルアセスメントでは、どのような身体所見がありますか？

　身体症状と同様に、①心拍出量の減少、②血流のうっ滞、の2つの側面から考えていきます。

■「①心拍出量の減少」による身体所見

　「心拍出量が減少する」をくわしくいうと、心臓が一回収縮する際に送り出せる血液の量が減るということです。つまり、**脈拍が弱く**なります。

　また、一回収縮する際に送り出せる血液の量が減るということは、心臓はより頻繁に収縮することで、必要な量の血液を拍出しようとします。そのため、**頻脈**となります。

■「②血流のうっ滞」による身体所見

　まず、肺がうっ血し、肺胞に水分が貯留するため、呼吸音の聴診では、**咳をしても消えない粗い断続性の副雑音**が聴取されることがあります。

　また、心拡大により、**左心室心尖拍動部位が左方移動**します。ほかにも、血液が右心に入りにくくなるため、頸静脈へと逆流し、**頸静脈の怒張**がみられます。そして、前ページの身体症状の説明でも述べたましたが、**下肢の浮腫**がよく出現します。

知識をリンク！

　肺うっ血により、X線写真では、心胸郭比の拡大（循環血液量の増加）、肺門部のぼけなどがみられます。また、スワンガンツカテーテル検査では、肺毛細血管楔入圧の上昇（静脈還流量の増加＝前負荷の増加）が認められます。

■心胸郭比の拡大

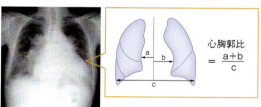

第104回看護師国家試験午前問題29より

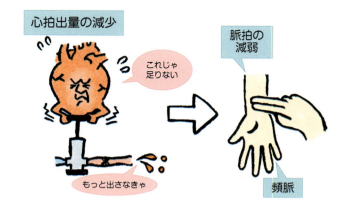

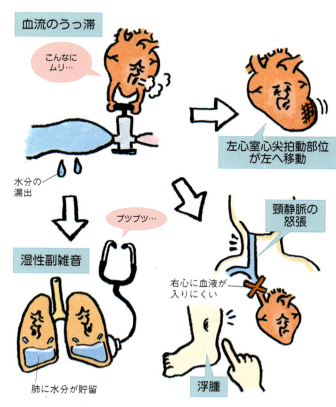

2 心不全を説明しよう

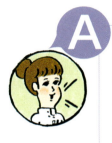

A 心不全では，脈拍は弱く・頻脈となり，呼吸音では湿性副雑音が聴取されます．さらに左心室心尖拍動部位の左方移動，頸静脈の怒張，下肢の浮腫もみられます．

マストな用語！「左心不全」と「右心不全」

　左心不全は，左心室に障害や負荷が加わって起こった心不全です．そのため，まず左心からの心拍出量が減少します．すると，血圧は低下し，全身倦怠感，四肢冷感が生じ，尿量が減少します．

　また，肺から左心房への血流が阻害されるため，肺静脈圧の上昇，肺うっ血が生じ，その結果，呼吸困難，咳嗽，喘鳴，起坐呼吸などが出現します．

　一方，右心不全は，右心室に障害や負荷が加わって起こった心不全です．右心室から肺動脈への心拍出量が低下し，静脈から右心房への血流が阻害されます．

　そのため，中心静脈圧が上昇し，末梢静脈の怒張，肝腫大，下肢の浮腫，胸水，腹水などが出現します．

　また，右心から左心への血流が減少することにより，左心の心拍出量が減少します．右心不全が進行すると，結果的に右心系の前負荷が増大し，左心不全も引き起されるのです．

　逆に，左心不全が進行すれば右心不全を引き起します．このように，実際は，両者が混在することが多く，厳密に区別することは困難となります．

■心不全で特徴的な症状

左心不全	・血圧低下 ・尿量の減少 ・四肢冷感 ・全身倦怠感	・呼吸困難 ・咳嗽 ・喘鳴 ・起坐呼吸
右心不全	・末梢静脈の怒張 ・肝腫大 ・下肢の浮腫	・胸水 ・腹水 ・食欲不振

■左心不全

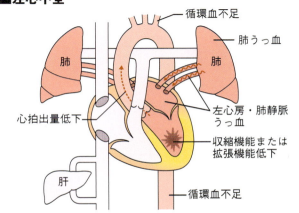

■右心不全

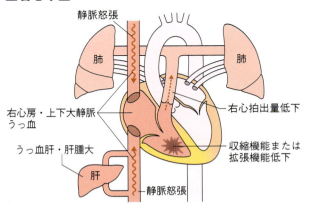

MEMO

消化器疾患

LESSON 3 食道炎を説明しよう

- Q 食道はどんな構造をしていますか？
- Q 食道はどんな役割をもっていますか？
- Q 食道炎とはどのような状態ですか？
- Q 食道炎が発生するのはどんなときですか？
- Q 食道炎では，どのような症状が現れますか？

LESSON 4 胃・十二指腸潰瘍を説明しよう

- Q 胃はどんな構造をしていますか？
- Q 胃はどんな役割をもっていますか？
- Q 胃・十二指腸潰瘍とはどのような状態ですか？
- Q 胃・十二指腸潰瘍が発生するのはどんなときですか？
- Q 胃・十二指腸潰瘍では，どのような症状が現れますか？
- Q 胃・十二指腸潰瘍の患者さんの検査では，どのような所見がありますか？

LESSON 5 肝不全を説明しよう

- Q 肝臓はどんな構造をしていますか？
- Q 肝臓の血流はどのような順に流れていますか？
- Q 肝臓はどんな役割をもっていますか？
- Q 肝不全とはどのような状態ですか？

LESSON 6 原発性大腸がんを説明しよう

- Q 大腸はどんな役割をもっていますか？
- Q 大腸はどんな構造をしていますか？
- Q 蠕動運動と排便のしくみはどのようなものですか？
- Q 原発性大腸がんとはどのような状態ですか？
- Q 原発性大腸がんは，何が原因になると考えられていますか？
- Q 原発性大腸がんは，どのような発がん過程をたどりますか？
- Q 原発性大腸がんでは，どのような症状や検査所見が現れますか？

3 食道炎を説明しよう

説明できる病態生理

食道炎とは，さまざまな原因により刺激を受けた**食道の粘膜**が，発赤や浮腫などの**炎症を起こした状態**のことです．

1 食道のしくみについて説明しよう！

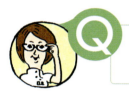

Q 食道はどんな構造をしていますか？

人間の体内に入った食物からエネルギーを得るために，**消化，吸収，代謝**などを担当するのが消化器です．その構造は大きく分けて「消化管」と「肝・胆・膵」の2系統になります．なかでも消化管は，口から始まって肛門までひと続きにつながっており，文字通り「管」とよぶにふさわしい形です．

ひと続きの消化管を場所ごとに区切って言い表すと，**口腔，咽頭，食道，胃，小腸（十二指腸，空腸，回腸），大腸（盲腸，上行結腸，横行結腸，下行結腸，S状結腸，直腸），肛門**となります．

口腔，咽頭で咀嚼・嚥下された食物は，まず食道に入ります．長さ約25cmの食道は，咽頭と胃をつないでいます．この時点ではまだ大きな食塊を，無事に胃へ送り届けるために，食道は消化管のなかでも最も筋肉が発達しているのです．また，食道には**生理的狭窄部位**とよばれる，細く狭まったところが3か所あります．

上から順に，起始部（輪状軟骨部），気管分岐部，終末部（横隔膜貫通部）です．真ん中の気管分岐部は，人体構造上，大動脈と気管の間を食道が縫って通るために細くなっていますが，起始部と終末部は筋の緊張が強く，普段は収縮・閉鎖しています．それぞれ**上部・下部食道括約筋**とよびます．

●消化管の構造と機能

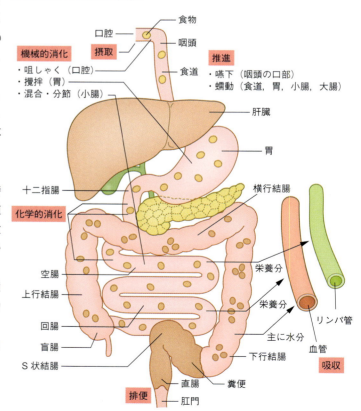

3 食道炎を説明しよう

● 食道の構造

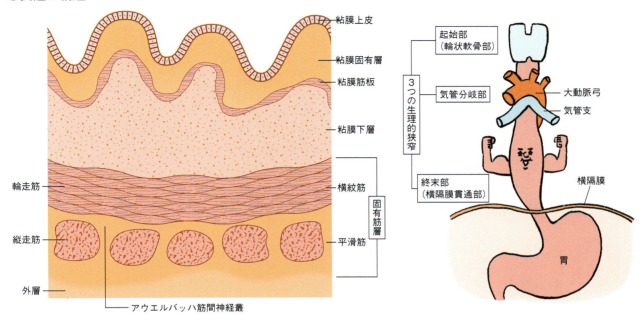

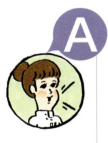

食道は，食物からエネルギーを得るための器官である消化器系のなかでも，口腔・咽頭から胃へと食塊を送るための管です．長さは約25cmで，途中，生理的狭窄部位という3つの狭い場所があります．

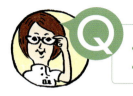

食道はどんな役割をもっていますか？

　まず，消化管は，体内に入った食物からエネルギーを得るために，食物を小さな栄養素にまで消化し，吸収する役割を担当しています．そして，消化には以下の2つの段階があります．
　①食物を機械的に砕く**機械的消化**
　②砕いて小さくなった食物を，消化酵素でさらに小さな栄養素に分解する**化学的消化**
　消化管において「**蠕動運動**」とよばれる，あたかも波が消化管上を伝わるような収縮と弛緩の動きは，上部から下部に向かって順次行われます．この機械的消化と，消化酵素による化学的消化が，食物を分解して小さな栄養素を抽出し，それらは消化管の粘膜を通って血管やリンパ管に入り，循環系に至るのです．
　この過程で食道が果たすのは，発達した筋肉を駆使して力強い蠕動運動を行い，口腔で咀嚼された食塊を咽頭から引き継いで胃まで送る役目です．
　なお，普段は収縮・閉鎖している上部・下部食道括約筋は，食塊が来ると弛緩し，管の奥へと迎え入れるはたらきをします．

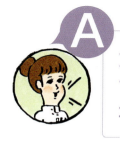

食道は，消化管のなかでも最も発達した筋肉を駆使して，力強い蠕動運動を実施し，口腔・咽頭から来た食塊を胃へと送り込む役割を果たします．

知識をリンク！……唾液の作用

　口腔・咽頭での一連の摂食・嚥下運動には，すべて唾液が必要であり，唾液なしではすべての摂食・嚥下はうまく行われません．唾液の作用にはさまざまなものがあり，以下に示しますが，とくに大切なのは，①〜③の3点です．
　①消化作用：αアミラーゼにより炭水化物を消化・分解する．
　②洗浄作用：異物や食物を洗い流す．
　③潤滑作用：食塊形成の助長，口唇・舌・頬粘膜の円滑運動の助長．
　④保護作用：粘液により粘膜を保護する．
　⑤溶媒作用：味覚の発現を助長する．
　⑥緩衝作用：酸・塩基に対する緩衝作用．
　⑦免疫作用：リゾチーム，IgAなどによる抗菌・抗体作用．

3 食道炎を説明しよう

2 食道炎の病態を説明しよう！

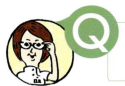

Q 食道炎とはどのような状態ですか？

食道粘膜が炎症を起こした状態を**食道炎**といいます．これが悪化するにつれて，**食道びらん**，**食道潰瘍**となりますが，その病態の原因に関してはほとんど同じだと考えてよいでしょう．これら3つを定義すると下記になります．

- **炎症**：粘膜の発赤，浮腫，組織学的に炎症細胞浸潤が見られるものの，組織欠損はない．
- **びらん**：粘膜の欠損があるものの，粘膜固有層内までで，粘膜筋板までは達していない．
- **潰瘍**：組織欠損が粘膜筋板を越え，粘膜下層よりも深部に達する．場合によっては漿膜を越え，穿孔を起こすものもある．

食道炎が発生する原因の一つに，後述の逆流性食道炎があり，これは逆流した胃液などの刺激に食道がさらされることで炎症へと発展します．

そもそも胃液は主に塩酸（HCl）やペプシンなどで構成されています．そうした刺激（攻撃因子）に曝されている胃の粘膜は，アルカリ（HCO_3^-）やプロスタグランジンなどの防御因子によって，胃粘膜を保護しているのです．

しかし，食道粘膜には，胃粘膜にみられる防御因子がほとんど存在しない状態です．そのため，胃液・小腸液・胆汁の逆流に曝されると，食道炎や食道びらんが発生し，ともすると食道潰瘍まで発展してしまいます．

……と書くと，いかにも食道粘膜が弱いように感じられますが，これは酸や消化酵素に対して弱いのであって，硬い食塊など（び粥状態になっていないもの）の機械的刺激に対しては胃よ

● **消化管における炎症，びらん，潰瘍**

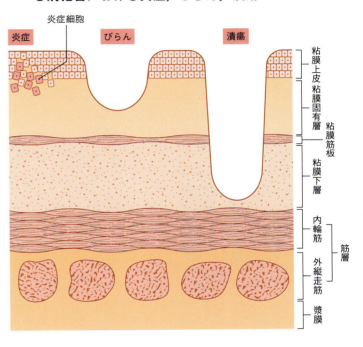

りも食道のほうがはるかに強靭です．

さらに，食道粘膜は酸や消化酵素によって簡単に食道炎や食道びらんまで進行しますが，進んでもせいぜい浅い潰瘍までで，深い潰瘍まではなかなか進行しません．深い潰瘍となる場合には，後述の**バレット上皮化**（**バレット潰瘍**）という変化が関係していると考えられています．

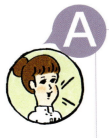

A さまざまな理由による刺激に曝された食道粘膜が，発赤や浮腫などの炎症を起こした状態です．食道粘膜に欠損が生じ，それが深まると，食道びらんや食道潰瘍と呼ばれるようになります．

消化器疾患

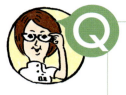

食道炎が発生するのはどんなときですか？

食道炎の原因はさまざまですが，大きく分けて以下の3パターンと考えることができます．

①逆流性食道炎（胃液・小腸液・胆汁の食道への逆流）
②感染性食道炎
③物理・化学的食道炎

■①逆流性食道炎

この場合の原因は，**下部食道括約筋**が障害されて，胃から食道への逆流を防止するしくみがうまくはたらかなくなるためです．障害の理由としては，下部食道括約筋の筋力の低下，食道裂孔ヘルニア，手術で食道下部と胃噴門部を切除して下部食道括約筋が消失，といったものが考えられます．

食道裂孔ヘルニアとは，胃が胸郭内にはみ出ることです．そもそも，口腔から伸びてきた食道は横隔膜を突き破るような形で胃へとつながっています．この横隔膜を突き破っているところを**食道・胃接合部**といい，通常なら横隔膜の力できつく締められているので，胃がはみ出るようなことはありません．しかし，なんらかの理由で横隔膜の力が弱まって胃が胸郭内へはみ出すと，下部食道括約筋の力だけでは胃液の逆流をせき止めることができず，胃液が食道へと流れ込んでしまうのです．

手術によって食道下部と胃噴門部を切除し，下部食道括約筋が消失している場合，胃の噴門部がなくなることで，結果的に胃液を分泌する胃底線が食道に近くなります．その結果，最もひどい逆流性食道炎，食道・胃接合部潰瘍へと進行してしまうのです．

また，**バレット潰瘍**とは，食道粘膜のもともとの上皮がバレット上皮とよばれるものに置き換わり，潰瘍を引き起こすことをいいます．本来，食道粘膜は重層の扁平上皮細胞で構成され，これは比較的滑らかな表面を形成しています．一方，胃粘膜の多くは単層の円柱上皮細胞で構成されています．

しかし，なんらかの原因で，食道粘膜の扁平上皮細胞が円柱上皮細胞に置き換わってしまうことがあり，この置き換わった部分を「バレット上皮」といいます．そして，バレット上皮となった円柱上皮細胞からは胃液が分泌されます．このとき発生する胃液（塩酸やペプシン）が食道粘膜を直撃した結果，食道潰瘍を引き起こします．これがバレット潰瘍です．

さらに，バレット上皮が潰瘍化しやすいもう一つの理由があります．それは，バレット上皮は硬い食塊が流れる食道に位置するにもかかわらず，機械的刺激に弱い胃の単層円柱上皮細胞と化している点です．このため，バレット上皮は食塊で簡単に傷つけられてしまい，そしてその部位を胃液が襲う悲劇に見舞われるのです．

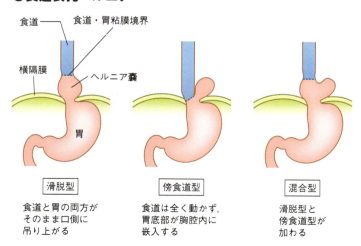

●食道裂孔ヘルニア

滑脱型：食道と胃の両方がそのまま口側に吊り上がる
傍食道型：食道は全く動かず，胃底部が胸腔内に嵌入する
混合型：滑脱型と傍食道型が加わる

3 食道炎を説明しよう

● バレット潰瘍

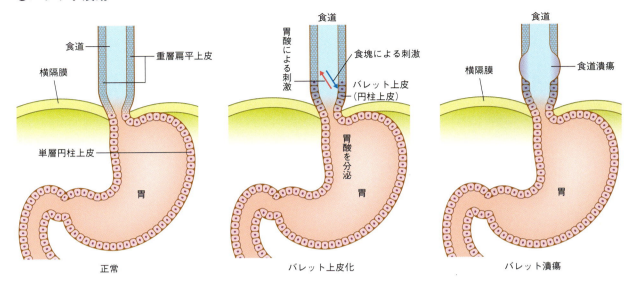

正常　　　　　　バレット上皮化　　　　　　バレット潰瘍

　なお，逆流性食道炎，食道・接合部潰瘍，バレット潰瘍が長引くと，瘢痕化して食道狭窄となり，食物の通過が困難になります．

②感染性食道炎

　代表的な起因菌は，カンジダ，単純ヘルペス，サイトメガロウイルスです．この場合の多くは，重症糖尿病，腎不全，末期がんなど，免疫機能が低下した患者の日和見感染として起こります．

③物理・化学的食道炎

　代表的な原因として，(1)胸部への放射線照射，(2)強アルカリ，強酸，化学物質の経口的摂取，(3)常用薬剤の内服などによって起こります．

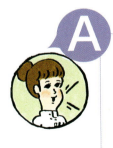

逆流性，感染性，物理・化学的，という主に3つの原因が考えられます．逆流性のものはさらに，下部食道括約筋の筋力低下，食道裂孔ヘルニアなどが要因としてあげられます．

消化器疾患

3 食道炎の症状を説明しよう！

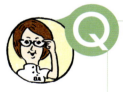

Q 食道炎では，どのような症状が現れますか？

嚥下困難や嚥下痛が多くみられます．また，逆流性食道炎ではとくに胸焼け，酸っぱいものの逆流感，胸骨後部痛が出現します．

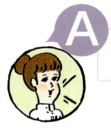

A 嚥下困難，胸焼け，胸骨後部痛などがみられます．

3 食道炎を説明しよう

MEMO

4 胃・十二指腸潰瘍を説明しよう

説明できる病態生理

胃・十二指腸潰瘍とは，胃内の塩酸やペプシン，そのほかさまざまな理由によって**胃壁が欠損した状態**のことです．

1 胃・十二指腸のしくみについて説明しよう！

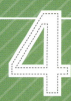

Q 胃はどんな構造をしていますか？

　胃は，食道から続いて到達する臓器で，袋状に大きく広がった形状をしています．胃の入り口から出口までを順番に紹介すると，入り口は「**噴門**」，胃の最上部でドーム状の形をした部分を「**胃底（穹窿部）**」，胃の中央部分を「**胃体**」，十二指腸に近い下部を「**前庭**」，十二指腸への出口を「**幽門**」とよびます．

　また，胃液や粘液などを分泌する場所として，胃には**胃腺**とよばれるものが存在し，**胃底腺**，**幽門腺**，**噴門腺**と3つあります．胃底腺は，**主細胞**，**壁細胞**，**副細胞**の3つでできているのですが，主細胞はペプシノーゲン（タンパク分解酵素の前駆物質）を，壁細胞は塩酸を，副細胞はムチン（粘性の高い糖タンパ

●胃の区分

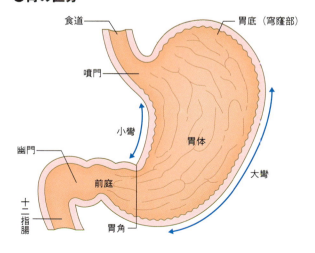

●胃壁の構造

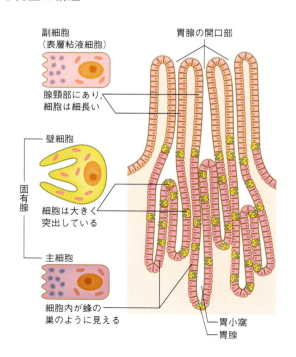

4 胃・十二指腸潰瘍を説明しよう

ク）を多く含む胃粘液を，それぞれ分泌しています．ちなみに，ペプシノーゲンは塩酸によって，活性型のペプシンに変化します．

また，副細胞が産生・分泌する粘液によって，胃粘膜の表面には保護膜が生まれ，塩酸による強力な酸から保護されているのです．そして，幽門腺は，基底顆粒細胞（**G細胞：ガストリン分泌細胞**）という内分泌細胞をもち，胃内腔へ食物が入る刺激でガストリンが血液中に分泌されます．このガストリンは，胃底腺の壁細胞を刺激し，塩酸の分泌を促進しています．

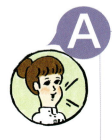

> **A** 胃は，食道と十二指腸をつなぐ，袋状に大きく広がった臓器です．食塊を細かく砕いたり，消化・吸収を助けたりするための胃液を分泌する胃腺があります．胃腺には，胃底腺，幽門腺，噴門腺の3つがあります．

知識をリンク！……各消化管の壁面

食道のほか，胃，小腸，大腸といった各消化管の表面は，大まかに分けると**粘膜固有層**，**粘膜下組織**，**筋層**，**漿膜**という4層で構成されています．

粘膜固有層は，最も表側の層で，その上皮細胞は粘液を産生・分泌しています．粘液以外にも，胃であれば消化酵素や塩酸を分泌し，小腸であれば腸液を分泌してさらに栄養分の吸収を行い，大腸であれば硬い便をつくるために水・電解質の吸収を行っています．

粘膜下組織は，粘膜筋板と筋層の間にある薄い結合組織です．

筋層は，粘膜側から順に，**輪状筋（内輪筋層）** と**縦走筋（外縦走筋層）** の2層がありますが，輪状筋は消化管に巻きつくように，縦走筋は消化管と並行して進むように存在しています．筋肉の種類には横紋筋と平滑筋の2つありますが，口腔・咽頭・食道上部の筋肉は横紋筋であるため，嚥下のように随意に動かすことができます．それに対して，食道・胃・小腸・大腸の筋肉は平滑筋であるため，不随意に運動します．ちなみに消化管は，輪状筋のおかげで横軸方向に，縦走筋のおかげで縦軸方向に収縮することが可能なのです．

漿膜は，表面から漿液を分泌することで他の臓器との摩擦を軽減しています．

●各消化管の構造

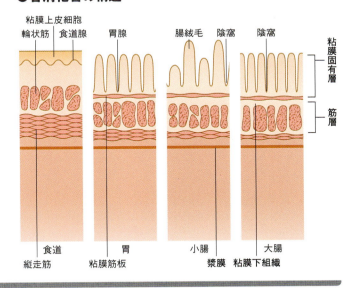

知識をリンク！……腹膜の構造

　消化管や腹壁内側は，腹膜に覆われています．腹膜は漿膜で，臓器を保護する役目を担っています．腹膜を理解するためには，例え話として風船と柄のついたボールを想像してもらうのがわかりやすいでしょう．

　膨らませた風船に柄のついたボールを押しつけてめり込ませたとします．このときの，柄つきボールが消化管に相当し，ボールを直接覆った風船の皮が臓側腹膜であり，ボールと直接は接しない反対側の風船の外側が壁側腹膜に相当します．

　そして消化管（柄つきボール）を包んだ臓側腹膜が両側から合わさって腸間膜を形成しているのです（Ⓐ）．実際には，消化管は上から下に管として通っており，消化管に風船がからまるように存在しています（Ⓑ）．

Ⓐ 腹膜の構造

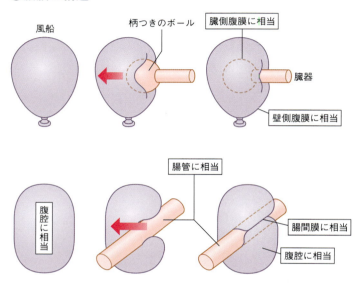

Ⓑ 腹腔の断面図

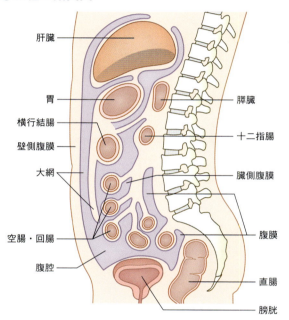

4 胃・十二指腸潰瘍を説明しよう

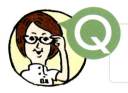

胃はどんな役割をもっていますか？

　胃は，小腸での本格的な消化・吸収をするために，食塊を小さくする役割を果たします．食塊の量によって，胃は多様な収縮の仕方をみせるとともに，胃液を加えながら食塊を1mm以下の粥状（び粥）にします．**胃底腺**から分泌される塩酸やペプシン，唾液とともに分泌された**アミラーゼ**によって，食塊は粗く消化されますが，その際，塩酸は食物に含まれるタンパクを変性させたり，食物と一緒に入ってきた細菌やウイルスを殺したりする役目も担っています．

　こうした胃液の量は，摂取した食物量や内容によって前後するものの，一日平均で約2L分泌されます．なお，三大栄養素（糖質，タンパク質，脂質）の胃での消化過程を以下に示します．

■三大栄養素の胃での消化過程

糖質	代表格のデンプンは，食塊に混合された唾液中のアミラーゼによって，胃内でマルトース（麦芽糖）や3～9個のグルコース（ブドウ糖）重合体にまで分解されます．ただし，大半は十二指腸で分解され，その他の糖質であるラクトース（乳糖）とスクロース〔ショ糖（砂糖）〕の分解も小腸で行われます．
タンパク質	タンパク質は胃において，ペプシンや塩酸でも完全には消化されませんが，ポリペプチド（アミノ酸10～100個から構成）まで小さくなります．ここで重要なのは，ペプシンがコラーゲンを分解することです．コラーゲンは肉類の細胞間構成組織の主な構成要素なのですが，胃の次に食物が通過する十二指腸や小腸の消化酵素が，肉類の細胞内タンパクに消化力を発揮するためには，肉類に含まれるコラーゲン繊維が消化されていなければなりません．たとえば，胃全摘などでペプシンの作用が欠如していると，小腸内に入った肉類へ消化酵素が力を発揮しにくく，消化不良を起こすのです．
脂質	食塊に混合された唾液中のリパーゼによって，胃内では少量の脂質（トリグリセリド）が消化されますが，全体としてはほとんど消化されません．

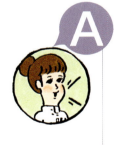

胃は，胃底腺から分泌される塩酸やペプシンなどの働きによって，食塊を小さく砕いて消化するとともに，タンパクを変性させたり，食物を殺菌したりする役割も担っています．

消化器疾患 39

2 胃・十二指腸潰瘍の病態を説明しよう！

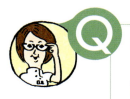

Q 胃・十二指腸潰瘍とはどのような状態ですか？

　胃潰瘍は，さまざまな原因によって胃壁の一部あるいは全層が欠損した状態のことをいいます．十二指腸潰瘍も同じ原因で発症し，胃潰瘍とともに**消化性潰瘍**と総称されます．

　これらの多くは，胃液によって粘膜を消化してしまうことで発生し，治癒と再発を繰り返して**慢性に経過**します．なお，胃壁の欠損程度によって，胃潰瘍を4つに分類することができます．

　こうした慢性潰瘍・潰瘍症の病因を理解するために，その対極にある急性潰瘍（旧名）の病態を把握することが，慢性潰瘍・潰瘍症の理解への一助となるでしょう．現在では急性胃粘膜病変（acute gastric mucosal lesion：ASML）とよばれるものです．この病因はアルコール，薬物，ストレスなどとはっきりしていて，その原因が取り除かれれば急速に治癒へ向かい，いったん治れば再発はしません．そして急性潰瘍から慢性潰瘍への移行もありません．このように，病因，臨床症状，経過からみても，まったく違うものであることがわかります．

●胃壁の欠損程度による胃潰瘍の分類

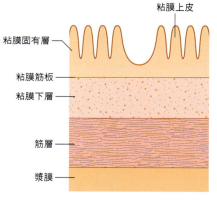
①UI-Ⅰ：粘膜の欠損があるものの，粘膜筋板まで達しておらず，粘膜固有層内まで．びらんである

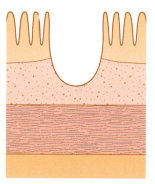
②UI-Ⅱ：組織欠損が粘膜筋板を越えるが，粘膜下層までである

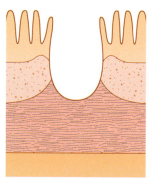
③UI-Ⅲ：組織欠損が粘膜下層を越え，筋層にまで及ぶ

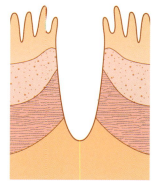
④UI-Ⅳ：組織欠損が漿膜まで達するもの．場合によっては漿膜を越え，穿孔を起こすものもある

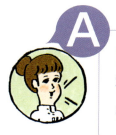

A 胃・十二指腸潰瘍は，慢性潰瘍ともよばれ，胃壁の傷害と治癒を繰り返す状態です．病因はさまざまで，再発もしやすいです．

4 胃・十二指腸潰瘍を説明しよう

知識をリンク!……胃・十二指腸の神経支配(遠心性・求心性),ホルモン支配

胃・十二指腸潰瘍を理解するためには,胃・十二指腸の神経支配とホルモン支配を理解しておく必要があります.

■①中枢神経から胃・十二指腸への遠心性線維(運動神経)

胃や十二指腸の運動・消化機能を調節しているのは,脊髄から出ている交感神経と,延髄から出ている副交感神経(迷走神経)で,それぞれが胃と十二指腸の筋層へきています.交感神経は筋肉の動きを抑制するとともに胃液の分泌を抑え,副交感神経(迷走神経)は筋肉の動きを促進するとともに胃液の分泌を亢進させ,膵臓にも到達して膵酵素の分泌を亢進させています.

ちなみに,交感神経の神経伝達物質はノルエピネフリン,副交感神経(迷走神経)の神経伝達物質はアセチルコリンです.

■②胃・十二指腸から中枢神経への求心性線維(知覚神経)

胃や十二指腸に食物(び粥)が入ってくると,胃や十二指腸は広がるとともに,その情報を中枢へと伝えます.すると,副交感神経(迷走神経)は反射的に興奮して,食物(び粥)を消化するために胃・十二指腸を運動させ始めると同時に,必要な消化液を分泌させ始めるのです.

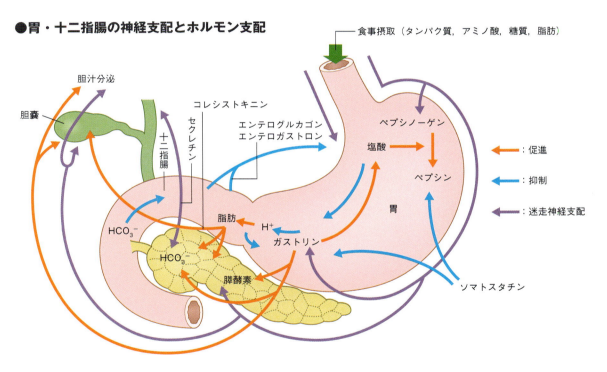

●胃・十二指腸の神経支配とホルモン支配

■③胃・十二指腸のホルモン支配

胃・十二指腸の運動や消化酵素分泌に関係する内分泌ホルモンは数多く存在します．そのなかでも代表的な，ガストリン，ヒスタミン，コレシストキニン，セクレチン，消化管抑制ペプチド（gastric inhibitory peptide：エンテログルカゴン，エンテロガストロン），ソマトスタチンを紹介します．なお，これらの内分泌ホルモンは消化酵素ではありません．

ガストリン
幽門腺のG細胞から分泌され，胃底腺の胃液分泌（ペプシノーゲンや塩酸）を促進します．食物が胃内に入って胃が膨張すると，胃の知覚神経はそれを中枢神経に伝え，中枢神経は副交感神経（迷走神経）を介してガストリンを分泌させるのです．ガストリンが分泌過剰になると，胃液分泌の過剰も引き起こし，胃・十二指腸潰瘍へと発展します．

ヒスタミン
傷害を受けたり，炎症になったりした組織の細胞から産生・分泌され，胃の壁細胞を刺激して塩酸の分泌を亢進させます．ヒスタミン単独では塩酸分泌促進作用は弱いのですが，アセチルコリン（迷走神経の興奮）とガストリン共存下では，塩酸分泌を著しく高めることが明らかになっています．なお，本質的には体内のすべての細胞がヒスタミンを産生・分泌することがあり得ます．

コレシストキニン
脂肪成分を含んだ食物（び粥）が十二指腸や空腸に入ると，十二指腸や空腸粘膜のI細胞より分泌されます．これによって，胆嚢を収縮させて脂肪消化に必要な胆汁（胆汁酸）を十二指腸に排出させます．また，膵臓から膵液を分泌させますが，これは消化酵素に富んだものです（トリプシノーゲン，キモトリプシノーゲン，カルボキシペプチダーゼ，α-アミラーゼ，リパーゼ）．そして，コレシストキニンは胃の運動を抑制し，胃から十二指腸への食物（び粥）の流入を遅らせる作用もあります．このため，十二指腸や空腸は時間をかけて脂肪を消化・吸収することができるのです．

セクレチン
胃幽門部からの塩酸分泌に反応して十二指腸粘膜のS細胞から分泌され，血中を通ってほとんどの消化管の運動を軽度に抑制します．それと同時に，膵臓に炭酸水素ナトリウムを分泌させます．というのも，胃の消化酵素は酸性条件下ではたらくのですが，膵臓から分泌される消化酵素はアルカリ性条件下ではたらくため，炭酸水素ナトリウムの分泌によって，酸性の食物（び粥）をアルカリ性に変えることで，膵液のはたらく環境を整えているのです．

消化管抑制ペプチド（エンテログルカゴン，エンテロガストロン）
び粥中の脂肪（主に脂肪酸）やアミノ酸に反応して上部小腸の粘膜細胞から分泌され，胃の運動と胃液分泌を抑制します．十二指腸や空腸にび粥が充満しているときに，胃内のび粥がさらに送られてくるのを抑制し，時間をかけて消化・吸収できるように働くのです．なお，消化管抑制ペプチドは，ブドウ糖（グルコース）依存性インスリン好性タンパクⅠ（glucose-dependent insulinotropic peptide）ともよばれ，その血糖降下作用が注目されています．

ソマトスタチン
膵臓のランゲルハンス島のD細胞から産生・分泌され，胃の運動と胃液分泌を抑制します．それと同時に，膵液の分泌を抑制します．

4 胃・十二指腸潰瘍を説明しよう

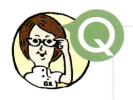

胃・十二指腸潰瘍が発生するのはどんなときですか？

■①バランス説（ShayとSunによる）

　胃潰瘍（胃・十二指腸潰瘍）の病因として広く受け入れられているのがバランス説です．

　胃や十二指腸の粘膜の周囲には，消化と粘膜保護を両立させるための，攻撃因子と防御因子があります．直接的な攻撃因子は，塩酸（HCl）とペプシン，そしてこれらの分泌を促進させる間接的な攻撃因子として，ガストリン，迷走神経の興奮（アセチルコリン），ヒスタミンなどです．

　一方，防御因子としては，粘液，アルカリ（HCO_3^-），プロスタグランジン，粘膜付近の血流の豊富さ（豊かな酸素とエネルギーの局所供給．血流が豊富ならば粘膜を損傷しても修復しやすい），胃粘膜細胞の抵抗性，胃粘膜細胞の細胞回転の速さ，胃粘膜関門などがあります．

　防御因子が攻撃因子に勝っているときは，胃粘膜に損傷は起こりませんが，いったんバランスが崩れて攻撃因子が防御因子を上回ると，胃潰瘍（胃・十二指腸潰瘍）が起こるという考え方が「バランス説」です．攻撃因子の塩酸がない場所では消化性潰瘍はないと考えられており，「no acid, no ulcer（酸のないところに潰瘍なし）」と言われるほどです．

　ちなみに，先述した食道炎のなかでも逆流性食道炎は，防御因子のほとんど存在しない食道に胃液などが流れ込む病態であるため，ひとたび逆流にさらされると簡単に炎症が発生することになるわけです．

■②胃粘膜関門破壊説

　胃底腺の壁細胞から塩酸（HCl）が分泌されていることは，胃の構造を説明した際に触れましたが（p36参照），これをより細かく説明すると，プロトンポンプとよばれるタンパク質の機能が，H^+（プロトン）を分泌すると同時にCl^-も分泌することで，結果的に塩酸をつくりだしているのです．

　胃粘膜関門とは，一度壁細胞から管腔側へ向けて分泌されたH^+が，粘膜側へ戻ってこないようにしているしくみのことです（解剖学的に存在するのではなく機能的存在です）．この胃粘

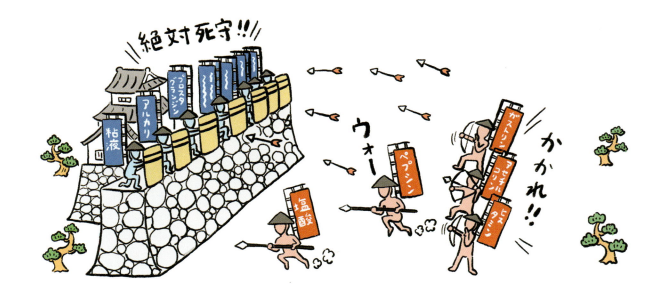

消化器疾患

膜関門を，ときにアスピリンや胆汁酸やアルコールが破壊し，胃潰瘍を誘発することがあるのです．

■③心理的ストレス

ここまでみてきたように，直接的な病因には攻撃因子が防御因子を凌駕することがあげられますが，消化性潰瘍の遠因として心理的ストレスも知られています．

すなわち，なんらかの心理的ストレスが引き金となって胃液（ペプシノーゲンや塩酸）の分泌が亢進され，発症するのです．

■④ヘリコバクター・ピロリ菌の感染

最近注目されているもう一つの病因として，ヘリコバクター・ピロリ菌の感染があります．その要点をまとめると下記になります．

- 消化性潰瘍や慢性胃炎の多くにヘリコバクター・ピロリ菌の感染が認められること
- 実験的に，ヘリコバクター・ピロリ菌はウレアーゼ（尿素分解酵素）を産生してアンモニア（尿素の分解産物）過剰につながり，このアンモニアが胃粘膜を傷害すると考えられること
- ヘリコバクター・ピロリ菌感染陽性の消化性潰瘍患者に対して除菌を行うと，長期の治癒が得られたことから，発症に大きく関与していると示唆されたこと

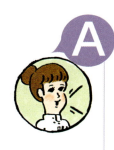

A 胃内の攻撃因子と防御因子の均衡が崩れ，攻撃因子が上回ると発症する「バランス説」が知られています．ほかにも，胃粘膜関門，心理的ストレス，ヘリコバクター・ピロリ菌の影響が考えられます．

4 胃・十二指腸潰瘍を説明しよう

3 胃・十二指腸潰瘍の症状を説明しよう！

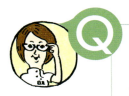

Q 胃・十二指腸潰瘍では，どのような症状が現れますか？

　無症状から大量吐血までさまざまですが，**心窩部痛**がよくみられます．心窩部痛は空腹時に出現して，摂食によって改善することが多くあります．その他にも悪心・嘔吐，食欲不振などが多く，心窩部の圧痛がみられることもあります．

　また，胃壁内の大きな静脈が損傷された場合は，**大量出血（大量吐血）**を引き起こします．

　さらに，潰瘍が胃壁を貫通すると，穿孔（胃や十二指腸に穴が開く）という重篤な合併症を引き起こし，この場合は激烈な心窩部痛，腹膜刺激症状，ショックなどを呈します．

●出血性ショックの重症度（参考）

重症度	出血量	血圧（mmHg）	脈拍	Ht値（%）	CVP	尿所見	症状
無症状（pre shock）	15%以下（750mL）	正常	正常ないしやや促進，110以下	42	正常	正常またはやや減量	症状はないか，あっても精神的不安，立ちくらみ，めまい，皮膚冷感程度
軽症ショック（mild shock）	15～25%（1,250mL）	90～100/60～70	多少促進，100～200の頻脈	38	低下	乏尿傾向	顔面蒼白とくに眼瞼結膜，四肢冷感，冷汗，倦怠感，生あくび，口渇，めまいから失神
中等度ショック（moderate shock）	25～35%（1,750mL）	60～90/40～70 脈圧減少	120以上の著名な頻脈，弱い	34	著名に低下	乏尿（5～15mL/時）	不穏，蒼白，口唇，爪退色，毛細血管退色，再充血試験が明らかに陽性
重症ショック（severe shock）	35～45%（2,300mL）	40～60/20～40	触れにくい，120以上	30以下	0に近い	無尿	意識混濁，極度の蒼白，チアノーゼ，末梢冷汗，反射低下，虚脱状態，呼吸浅迫
危篤ショック（profound shock）	45%以上（2,300mL以上）	40～0	触れない	20～10	≒0	無尿	昏睡様，虚脱，斑点状チアノーゼ，下顎呼吸，不可逆性ショックへ移行する危篤状態

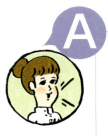

A 主な症状に，心窩部痛があります．ほかにも悪心・嘔吐，食欲不振など，さまざまな訴えがみられますが，胃壁の穿孔まで至ると大量吐血やショックなどを引き起こします．

消化器疾患

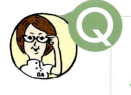

胃・十二指腸潰瘍の患者さんの検査では，どのような所見がありますか？

代表的な検査として，**X線造影検査**と**内視鏡検査**があります．X線造影検査で用いられる言葉を紹介しますので，こうした診断用語を覚えておきましょう．

①**二重造影像**：胃粘膜表面にバリウムを薄く塗るように散布し，胃粘膜表面のレリーフ（ひだ）を，X線を用いて体外から可視化します．
用いられる診断用語：隆起病変像，透亮像，くぼみ像（下ぼれ潰瘍像，ニッシェ），粘膜ひだの集中，巨大粘膜ひだ

②**充盈像**：胃にバリウムを充填し，胃の全体像を観察します．
用いられる診断用語：陰影欠損，狭搾像，胃全体の膨らみが悪い，胃壁の伸展不良，胃壁の不整，胃壁の硬化，憩室，外部からの圧排像

③**圧迫像**：体外より胃部を圧迫し，観察します．
用いられる診断用語：陰影欠損

●腹部解剖とX線画像

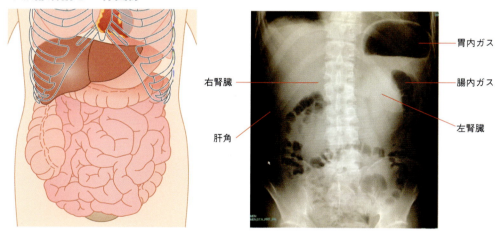

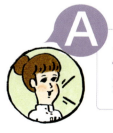

X線造影検査では，隆起病変像，透亮像，陰影欠損，狭搾像などがみられます．

4 胃・十二指腸潰瘍を説明しよう

MEMO

5 肝不全を説明しよう

説明できる病態生理

肝不全とは，**肝細胞の機能異常**が進行し，肝機能が維持できなくなった状態のことをいいます．急性肝不全と慢性肝不全があります．

1 代謝のしくみについて説明しよう！

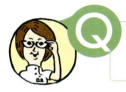

Q 肝臓はどんな構造をしていますか？

肝臓は人体のなかでさまざまな代謝，すなわち物質を分解したり合成したりする器官です．消化管から吸収された栄養分が肝臓に届き，代謝を行っています．主なものとして，タンパク・アミノ酸代謝，糖質代謝，脂質代謝がありますが，ほかにもビリルビン（胆汁色素）代謝，アンモニア代謝，薬物・毒物代謝などがあります．また，免疫の要として，腸管より入ってくる細菌などへの防御フィルターとしても機能します．

さて，肝臓の具体的な構造ですが，主に**右葉**と**左葉**から成り立っています．右葉と左葉の間を下面からみると，腹側には**方形葉**（四角形の突起），背側には**尾状葉**があり，方形葉と尾状葉の間の凹みを**肝門**とよびます．肝門から，**固有肝動脈**と**門脈**が肝臓内へ入っていき，**肝管**が肝臓内から出ています．

●肝臓の肉眼的構造

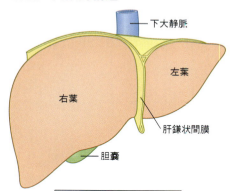

a：肝臓を正面から見た図

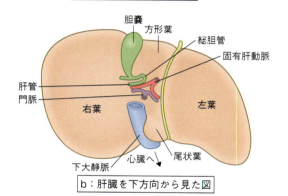

b：肝臓を下方向から見た図

5 肝不全を説明しよう

そして，肝臓そのものは，たくさんの肝小葉から成り立っています．この肝小葉の断面は六角形で，一つひとつがぎっしりと詰まって肝臓を構成しており，あたかも蜂の巣のように見えます．六角形の中心を中心静脈が走行するとともに，3つの肝小葉が接する角では門脈域〔グリソン（Glisson）鞘〕が走っています．ここを，門脈三つ組（portal triad）という．小葉間動脈（動脈枝），小葉間静脈（門脈枝），小葉間胆管が流れています．

●肝小葉の構造

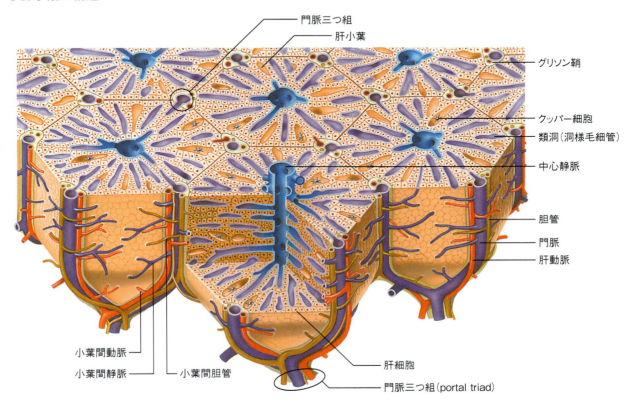

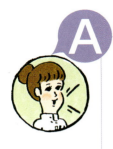

肝臓は，消化管から吸収された栄養分をはじめ，さまざまな物質を代謝する器官です．大きく分けて右葉と左葉があり，六角形の断面を持つ肝小葉がたくさん並ぶことで構成されています．

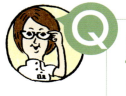

肝臓の血流はどのような順に流れていますか？

　肝臓へ入ってくる流れ，肝臓内での流れ，肝臓から出ていく流れを順番にみてみましょう．

　まず，心臓を出た血液は，大動脈→腹腔動脈→総肝動脈→固有肝動脈を経て，そして上腸間膜動脈の一部も総肝動脈を経て，肝臓に入ります．

　また，直接動脈血が肝臓へ行かず，上腸間膜動脈や下腸間膜動脈を通って消化管（小腸や大腸）を経由した動脈血は，消化管が吸収した栄養分を携えて静脈血として上腸間膜静脈や下腸間膜静脈を通って門脈から肝臓に入ります．

　肝臓内では，動脈血と門脈血が合流して<u>類洞（洞様毛細血管）</u>を通っていきます．類洞は，ディッセ（Disse）腔を介して肝細胞索に接しているため，ここで肝細胞に酸素を供給し，消化管経由の栄養分を供給し，それとともに薬物・毒物などの不要なもの，末梢組織からのタンパクや脂質も，動脈血・門脈血から肝細胞へと渡ります．肝細胞は，タンパクやその代謝産物であるアンモニア，薬物・毒物，ビリルビンといったものを代謝していき，最終的には胆汁を産生して細胞外に分泌します．

　こうして肝細胞でつくられた胆汁は，肝細胞と肝細胞の間にある毛細胆管へ分泌されます．毛細胆管とは，隣り合った肝細胞の間をジグザグに走る隙間のことで，毛細胆管の壁は肝細胞の細胞膜そのものでできています．

　類洞と毛細胆管の間には交通がまったくないこともあって，毛細胆管に分泌された胆汁は，あたかも中心静脈から遠ざかるようにグリソン鞘にある小葉間胆管へ流れていきます．つまり，類洞を流れる肝動脈や門脈からの血液とは逆方向へ流れていくということです．

　そして，小葉間胆管まで流れ着いた胆汁は，小葉間胆管が集合している肝管へと流れ，胆管→胆嚢→総胆管→膵管を経て，十二指腸へと出ていきます．

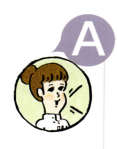

肝臓への血液は，大動脈からのものと，小腸や大腸を経由して栄養分を携えたものが流れ込んできます．肝臓内では，酸素をはじめ，栄養分や薬物・毒物などがわたって代謝され，胆汁を産生します．そして胆汁は毛細胆管を通って，胆嚢や膵管などを経由して十二指腸へと向かうとともに，血液は下大静脈から心臓へと戻ります．

5 肝不全を説明しよう

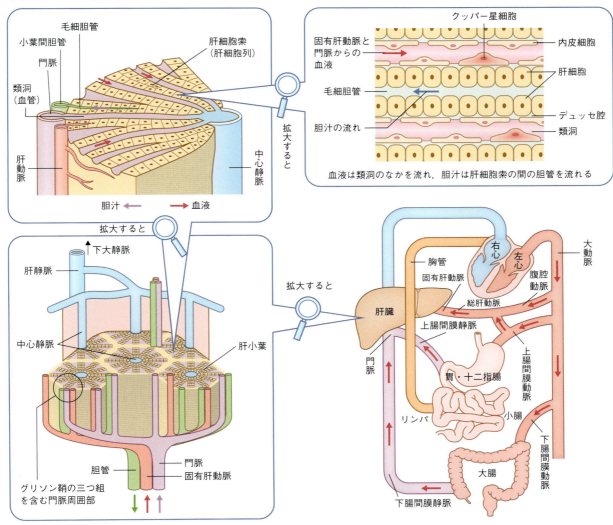

●肝臓への血液と胆汁の流れ

血液は類洞のなかを流れ，胆汁は肝細胞索の間の胆管を流れる

知識をリンク！……胆汁に含まれるもの

　肝臓は1日に約0.5Lの胆汁を産生します．このなかには，水や電解質のほかに，ビリルビン（赤血球中のヘモグロビンの代謝産物），胆汁酸，コレステロール（コレステリン），レシチン，その他の脂溶性排泄物（薬物の代謝産物も含む）を含んでいます．胆汁によって，さまざまな物質の中間代謝産物，最終代謝産物，若干のホルモンなども排出されるのです．

消化器疾患

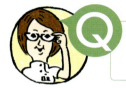

肝臓はどんな役割をもっていますか？

主な役割として，**3大栄養素**（**タンパク質**，**糖質**，**脂質**）の代謝と，ビリルビンや薬物・毒物の代謝を行っています．

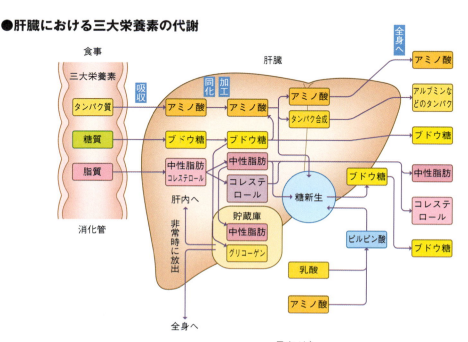

●肝臓における三大栄養素の代謝

■①タンパク・アミノ酸・アンモニア代謝

　肝臓では，血液に必要なタンパクの大部分を産生しています．なかでもとくに重要なのは**アルブミン**や**グロブリン**といった，血液中の血漿部分を構成するタンパクや凝固因子の産生です．タンパクのほかにも，アミノ酸の分解や合成を行っています．この合成過程で発生した多量の窒素が，**尿素**になります．

　なぜなら，アミノ酸はアミノ基（NH_2基）とカルボキシル基（COOH基）を含む構造をもっており，そしてタンパクはこのアミノ酸がたくさん連なった（重合した）ものであることから，多量の窒素（N）が発生し，尿素（窒素を含む有機化合物でありタンパクの代謝の最終生成物）となるのです．

　また，未消化の食物が腸管内で細菌に分解されると大量のアンモニアが発生し，門脈を通じて肝臓内に入りますが，このアンモニアも肝臓が尿素に変換します．このことから，仮に肝不全になると**高アンモニア血症**となり，腎不全になると**高尿素血症**をきたします（腎臓は尿素を体外に排出する役割を担っているため）．

■②糖質代謝

　肝臓は，血液中の過剰なブドウ糖をグリコーゲン（ブドウ糖がたくさん連なったもの）に変換して貯蔵します．そして，必要に応じてグリコーゲンを分解し，ブドウ糖として供給するのですが，貯蔵分のグリコーゲンは24時間の絶食で枯渇する程度です．そんなとき，肝臓は別の代謝経路を使ってブドウ糖を産生します（**糖新生**）．それは，乳酸やアミノ酸からピルビン酸をつくり，ピルビン酸とグリセロール（中性脂肪由来）から果糖を産生して，果糖をブドウ糖に変換するというものです．

■③脂質代謝

　肝臓は，脂質代謝の中心的臓器でもあります．脂質（コレステロールや中性脂肪など）の合成・分泌，リポタンパク（コレステロールや中性脂肪などの輸送タンパク）の異化，中性脂肪の最大の貯蔵庫として機能しています．さらに，糖質不足（飢餓

5 肝不全を説明しよう

● 肝臓におけるビリルビン代謝

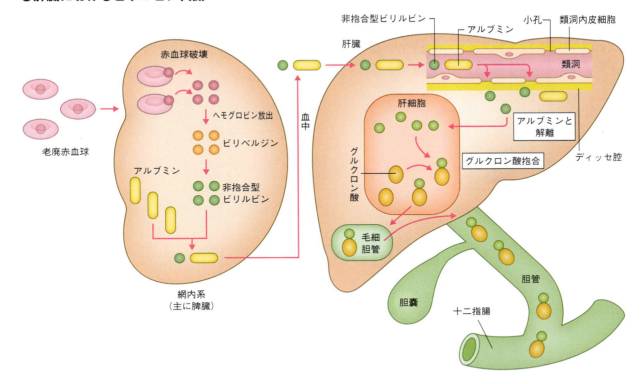

や糖尿病）でエネルギー不足時などに，必要に応じて中性脂肪から脂肪酸を遊離し，その脂肪酸をβ酸化してブドウ糖に変わるエネルギーをつくりだすのです．

ただしこの場合，人体に有害な多量の**ケトン体**が発生し，血液や体液のpHを酸性に傾けてしまいます．

■④ビリルビン代謝

ビリルビンは，老廃赤血球中のヘモグロビンに由来します．まず，老化した赤血球が，網内系の単球-マクロファージ系の細胞によって分解され，緑色のビリベルジン→黄色のビリルビンまで代謝（変換）されます．ちなみに網内系とは，主に脾臓で異物貪食能をもつ細胞群であり，広範におかされると免疫機能が低下することから，免疫系と理解すればよいでしょう．

さて，黄色のビリルビンは，水に不溶性で**間接型（非抱合型）ビリルビン**とよばれていますが，血中でアルブミンと結合することで水に可溶性となり，肝臓へと運ばれます．ビリルビン・アルブミン結合体は類洞まで運ばれたところで分離し，ビリルビンのみがディッセ腔を通って肝細胞内に入り込みます．ここでビリルビンはグルクロン酸と抱合し，水溶性の**直接型ビリルビン**となって胆汁とともに毛細胆管へ排出され，肝管・胆管→

十二指腸と送られます．そして十二指腸の腸管内で**ウロビリノーゲン**に転換されて，大部分は再吸収され，腎から尿中に排出されるのです．

■⑤薬物・毒物代謝

肝臓は，多数の酵素によって薬物・毒物を，**代謝（分解・解毒）**します．そしてその分解・解毒産物は，2経路から排出されます．

・**腎臓を介した排出**：水溶性の分解・解毒産物は，肝細胞から類洞に排出されて肝静脈を通っていったん心臓に戻ったのちに腎臓へ行き，尿中に排泄されます．

・**胆汁を介した排出**：水や血液に溶けにくい分解・解毒産物は，毛細胆管へと分泌されて，胆汁酸の乳化作用によって胆汁に分散された状態となり，胆管→腸管に排出されたのちに糞便とともに体外へ排泄されます．

なお，門脈が最初に肝臓を通ることで，消化管で吸収された物質のフィルターの役割を果たします．これによって，経口投与された薬物の大部分が肝臓で代謝（分解・解毒）され，不活化されます．これを**第一次通過効果**といい，避けるには静脈注射や筋肉注射などの非経口的投与を実施する必要があります．

消化器疾患

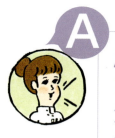

A 肝臓にはさまざまな役割が課せられていますが、主なものとして、①タンパク・アミノ酸・アンモニア代謝、②糖質代謝、③脂質代謝、④ビリルビン代謝、⑤薬物・毒物代謝などがあげられます．

2 肝不全の病態を説明しよう！

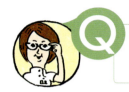

Q 肝不全とはどのような状態ですか？

肝不全とは，肝細胞の機能異常が進行し，肝臓の機能が維持できなくなった，予後重篤な状態のことをいいます．具体的には，これまでにみてきた肝臓のあらゆる代謝機能が障害された状態です．タンパク代謝，アミノ酸代謝，アンモニア代謝，糖質代謝，脂質代謝，ビリルビン代謝，薬物・毒物代謝などが障害に陥ります．また，腸管から入ってくる細菌を防御するフィルターとなる網内系の機能も障害されます．

このように，肝不全はさまざまな組み合わせによる症候群ともとらえることができます．そして，肝不全には **急性肝不全** と **慢性肝不全** とがあります．

■急性肝不全

肝疾患の既往がないにもかかわらず，初発症状の出現後8週以内に重篤な肝機能障害が出現し，意識障害を伴って肝不全状態に陥る場合をいいます．原因の多くは **肝炎ウイルス** による **劇症肝炎** です（ **A・B・C型肝炎ウイルス** ）．そのほかに，薬物性肝障害，アルコール性肝炎，急性妊娠脂肪肝，ライ（Reye）症候群なども考えられます．あるいは，代償された慢性肝疾患に，新たな原因が加わって急性肝不全になる場合もあります（acute-on-chronic）．

急性肝不全の病態の主体は，急激かつ広範な肝細胞壊死です．

■慢性肝不全

肝硬変あるいはそれに合併する肝細胞がんなど，慢性肝疾患でみられる肝不全のことを言います．原因は， **急性肝不全（肝硬変など）の術後** ， **慢性の再発型** ， **末期型** ， **肝炎ウイルスの持続感染** ， **薬物** ， **アルコール** ， **自己免疫** などが考えられます．

慢性肝不全の病態の主体は， **門脈-大循環系短絡** です．つまり，肝硬変などによって門脈血が肝臓を通過できず，さまざまな静脈系の血管を通って肝臓を迂回し，下大静脈などの循環系へと直接入ることを意味します．すなわち，小腸で発生したアンモニアが肝臓で代謝されずに直接循環系へと入り，肝性脳症を引き起こすのが最も特徴的な症候です．

ただし，肝硬変などでみられる慢性肝不全は，治療で改善することもあり，必ずしも慢性に肝不全が持続するわけではないため，この場合，厳密には「慢性肝疾患でみられる肝不全」と呼ぶのが適切でしょう．

5 肝不全を説明しよう

● 肝不全の理解の仕方

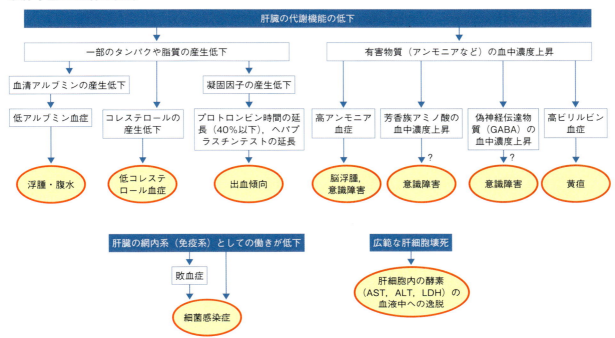

● 急性肝不全と慢性肝不全の違い

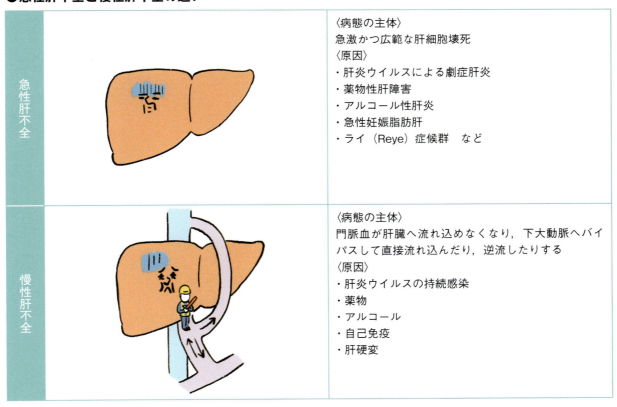

急性肝不全		〈病態の主体〉 急激かつ広範な肝細胞壊死 〈原因〉 ・肝炎ウイルスによる劇症肝炎 ・薬物性肝障害 ・アルコール性肝炎 ・急性妊娠脂肪肝 ・ライ（Reye）症候群　など
慢性肝不全		〈病態の主体〉 門脈血が肝臓へ流れ込めなくなり，下大動脈へバイパスして直接流れ込んだり，逆流したりする 〈原因〉 ・肝炎ウイルスの持続感染 ・薬物 ・アルコール ・自己免疫 ・肝硬変

●門脈-大循環系短絡による高アンモニア血症のメカニズム

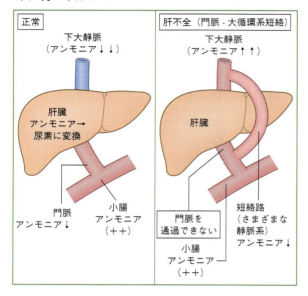

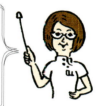

小腸で発生したアンモニアが，肝臓で代謝されずに直接循環系へと入り，肝性脳症を引き起こすのが特徴です．

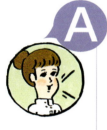

タンパク代謝，アミノ酸代謝，アンモニア代謝，糖質代謝，脂質代謝などが障害され，肝臓の機能が維持できなくなった状態のことで，急性肝不全と慢性肝不全があります．

3 肝不全にいたる疾患を説明しよう！

■急性ウイルス肝炎

急性ウイルス肝炎は，肝臓が肝炎ウイルスに感染し，肝細胞内で肝炎ウイルスが増殖．その結果，**肝細胞の内外で免疫反応****が起こる**ことで発症します．

●急性ウイルス肝炎の概念

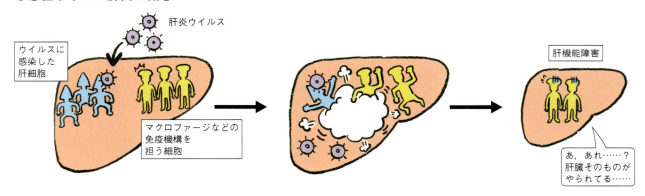

より詳しくみていきましょう．肝炎ウイルスに対する免疫機構の細胞性免疫では，下図のような反応が考えられています．

なお，肝炎ウイルスの種類とそれぞれの特徴もおさえておきましょう．

●肝炎ウイルスに対する免疫機構

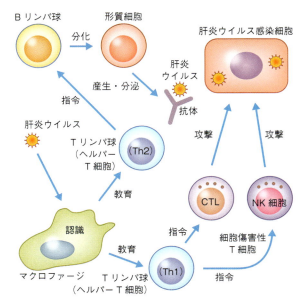

①肝炎ウイルスが，食物や血液を介して体内の血中に入り，肝細胞に感染する

②貪食細胞であるマクロファージが，肝炎ウイルスを認識し，貪食する．加えて，肝炎ウイルスの特徴をTリンパ球（ヘルパーT細胞）に伝達する

③肝炎ウイルスの情報を得て記憶したTリンパ球は，肝炎ウイルスに感染した細胞に遭遇すると，細胞傷害性T細胞やNK細胞を誘導（感作）し，攻撃させる

④細胞傷害性T細胞やNK細胞が，肝炎ウイルスに感染した細胞を攻撃した結果，多数の肝細胞が壊死し，肝細胞障害が起こり，肝機能障害が出現する．重篤な場合には肝不全・劇症肝炎となる

⑤肝炎ウイルスの情報を得て記憶したTリンパ球は，攻撃を誘導する一方で，Bリンパ球に指令を出し，肝炎ウイルスそのものに対する抗体の産生・分泌を促す

● 肝炎ウイルスの種類と特徴

名称	感染経路	感染源	潜伏期間	予後	備考
A型肝炎ウイルス（hepatitis A virus：HAV）	経口感染	・患者の糞便 ・シジミ，生ガキ	約4週間	肝障害出現から，通常5～6週間で完全治癒．劇症化はまれ	日本では冬から春に多発．HAV汚染地域（東南アジアやインドなど）への旅行者に多い
B型肝炎ウイルス（hepatitis B virus：HBV）	・HBVを含む血液や体液に触れること（経皮感染） ・母から児への垂直感染	HBV陽性肝炎患者の血液	1～6か月	一般的に予後は良好で治癒する．初感染から持続感染に移行することはまれ	垂直感染の場合，児の免疫応答能力が免疫学的寛容状態にあるため感染細胞を非自己（異物）と認識できず，持続感染状態となる．免疫不全の場合も，免疫応答がはたらかず，持続感染状態となることが多い
C型肝炎ウイルス（hepatitis C virus：HCV）	・HCVを含む血液や体液に触れること（経皮感染）	HCV陽性肝炎患者の血液	約40日	治癒率は約20%．約80%は慢性化してHCVキャリアとなる．初感染の症状が軽い割に慢性化することが多い	輸血前のHCV抗体スクリーニングが確立された結果，輸血後C型急性肝炎は激減している

※このほかに同定されたものとして，D型，E型，G型肝炎ウイルスの存在が知られている．

マストな用語！ 免疫反応

　人間が先天的に獲得している免疫ではなく，後天的に獲得する免疫には，**液性免疫**と**細胞性免疫**の2つがあります．なかでも，肝炎ウイルスに感染した細胞を駆逐するのは，細胞性免疫だと考えられています．体内に侵入した肝炎ウイルスをマクロファージが貪食し，抗原提示細胞としてのマクロファージが，肝炎ウイルスにしかない特異的な部分をその細胞の表面にのぞかせ（抗原提示），Tリンパ球がその情報（抗原）を記憶することで，肝炎ウイルスに感染した細胞を，非自己と認識することができます．

　A・B・C型のいずれであっても，肝炎ウイルスに感染した細胞にのみ攻撃する特異的な細胞傷害性T細胞が存在することから，肝炎ウイルス感染に伴う肝機能障害は，肝炎ウイルスの生体内への侵入とそれに対する生体・宿主の免疫反応（免疫応答）によって生じているといえるのです．

5 肝不全を説明しよう

■慢性ウイルス肝炎

臨床的には，急性肝炎に罹患後6か月以上，肝内に炎症が持続し，症状や肝機能検査結果に異常が存在するものを慢性肝炎といいますが，実際には急性の発症時期が不明な慢性肝炎のほうが多い傾向にあります．

組織学的には，肝臓内の門脈域を中心に，円形細胞浸潤や線維の新増生がみられ，肝細胞の変性や壊死を伴うものを慢性肝炎といいます．

慢性肝炎の原因として日本で最も多いのは肝炎ウイルスの持続感染で，B型が約30％，C型が約70％を占めます．ほかにも，アルコール，自己免疫，薬物などがあげられます．

慢性化の原因は，細胞傷害性T細胞の免疫応答を抑制するなんらかの機序がはたらいていると考えられています．すなわち，細胞傷害性T細胞が，肝炎ウイルスに感染した肝細胞を，最終的には攻撃しないということです．

●肝炎ウイルスが免疫応答機構から免れる機序

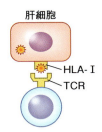

a：正常．細胞傷害性T細胞（CTL）がウイルス感染肝細胞を認識し，攻撃する

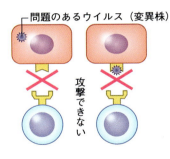

b：肝炎ウイルス側に問題があり，細胞傷害性T細胞（CTL）がウイルス感染肝細胞を認識できない

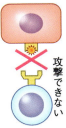

c：細胞傷害性T細胞（CTL）に肝炎ウイルスの情報が伝達されないため，細胞傷害性T細胞が肝炎ウイルス肝細胞を認識できず，攻撃できない

消化器疾患　59

■肝硬変

　長期間にわたって肝臓全体に炎症反応が現れた結果，肝臓が高度に線維化をきたし，肝硬変特有の結節が形成され，本来あるべき肝の小葉構造が失われ，通常は通じていなければならない門脈域相互や中心静脈との間に線維性隔壁があるなど，さまざまな病態が出現し，門脈圧亢進症状をはじめとした多様な臨床症状がみられるようになります．

　肝炎ウイルス感染から慢性肝炎，肝硬変にいたるまでの肉眼所見・組織所見の模式図を示します．

　初期段階では慢性肝炎とほぼ同じ症状が出現しますが，この時点では肝臓以外の臓器が肝臓の不備を補っており（代償期），肝臓の合成能や解毒能は比較的保たれています．しかし，病状が進行するとともに，血流の変化が生じ，非代償期へと移行します．

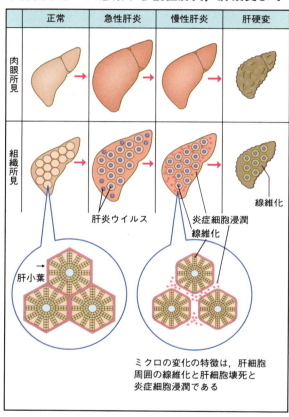

●肝炎ウイルス感染から慢性肝炎，肝硬変まで

5 肝不全を説明しよう

● 肝硬変における血流の変化図

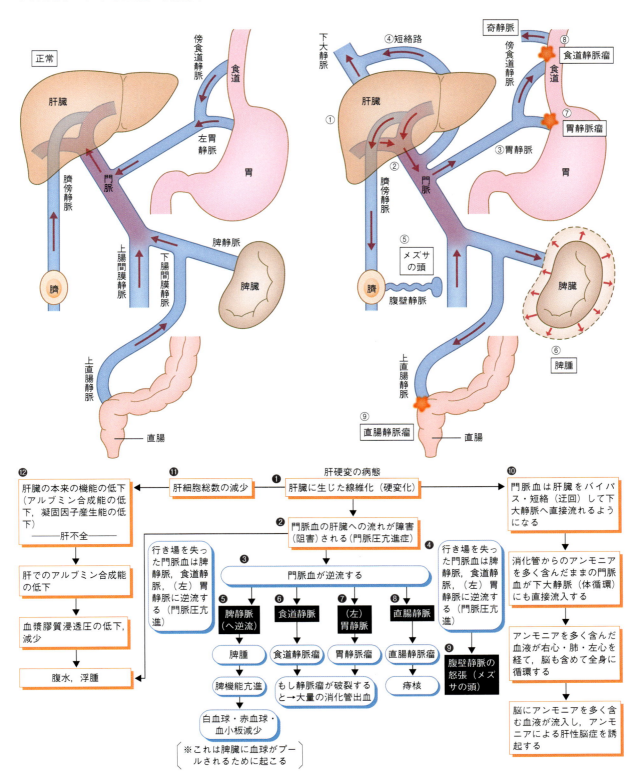

6 原発性大腸がんを説明しよう

説明できる病態生理

原発性大腸がんとは，**大腸の粘膜上皮細胞**が制御をはずれて**増殖・腫瘍化**したものです．進行度によって早期大腸がんと進行大腸がんがあります．発症の要因として，欧米型の食事である高脂肪，高タンパク，低繊維食と強い相関があります．

1 腸のしくみについて説明しよう！

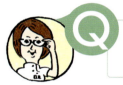

大腸はどんな役割をもっていますか？

大腸の主な働きは，**糞便形成**と**水・電解質の吸収**です．

食事をした後，体内に入ってきた食塊は，胃・小腸を通過していく間に機械的消化や化学的消化によって細かく分解され，その栄養分のほとんどは**小腸で吸収**されます．消化の際，小腸は活発に運動しますが，それは大きく分けて以下の3つがあります．

①小腸の粘膜上皮とび粥との接触効率をよくするための腸絨毛の固有運動
②び粥を混ぜ合わせる混合運動（分節運動）
③び粥を小腸から大腸へと移送するための蠕動運動（推進運

●小腸内での吸収の過程

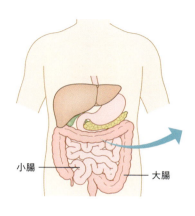
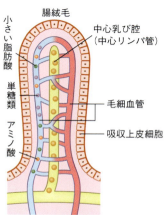

6 原発性大腸がんを説明しよう

動）
　このように，小腸では構造的特徴（**輪状ひだ**，**腸絨毛**，**微絨毛**）や，巧妙な運動（**腸絨毛固有運動**，**混合運動**，**蠕動運動**）を駆使するとともに，胆汁や消化酵素などを活用することで，効率的にび粥を消化・吸収しているのです．
　そのため，大腸に入ってくるび粥は，消化できなかった食物残渣と水・電解質ということになります．大腸には多くの細菌が生息していることから，発酵や腐敗によってそうした残渣をさらに分解していき，水・電解質の再吸収を行います．そのようにして，小腸から入ってきたときには泥状だった内容物を固形化することで，固形状の糞便を形成するのです．

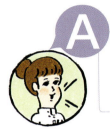

> **A** 大腸は，小腸での消化・吸収を経たび粥から，水・電解質を吸収し，糞便を形成する役割を担っています．

知識をリンク！……排便のしくみ

　食事をとって胃がふくらむと迷走神経が刺激されて胃・結腸反射が起こって大腸の蠕動運動が活発になり，直腸に便が送られるため，食後に排便をする患者さんは多くいます．
　図のように直腸に便が溜まると，直腸壁の進展刺激が生じ，仙髄にある排便中枢に情報が送られます．この情報の一部は，自律神経の骨盤神経を介して内肛門括約筋に伝わり，筋肉が弛緩します．自律神経は不随意筋の運動をコントロールしています．
　また，もう一部の情報は大脳に伝わり，便意を感じさせます．そして，排便する準備ができたとき，私たちは体性神経の陰部神経を介して外肛門括約筋を弛緩させます．体性神経は随意筋の運動をコントロールしています．

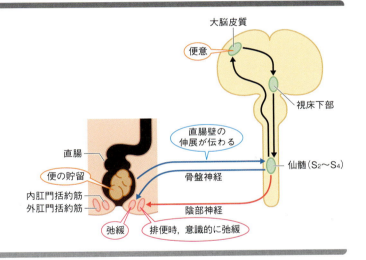

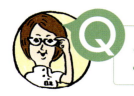

大腸はどんな構造をしていますか？

　大腸は，消化管の最後の部分です．**盲腸**，**上行結腸**，**横行結腸**，**下行結腸**，**S状結腸**，**直腸**，**肛門**と続きます．長さは約160cmで，太さは小腸よりも太く，約5～6cmです．

　大腸内の粘膜は滑らかです．**粘膜上皮**は小腸と同様に吸収上皮細胞ですが，微絨毛はほとんど見られません．粘膜上皮と**粘膜固有層**は大きめのひだを形成していて，深く切れ込んだ谷底を**陰窩**とよび，粘液を分泌する**杯細胞**に富んでいます．こうした粘液には，大腸内で硬くなっていくび粥（糞便）に滑らかさを与え，大腸の粘膜を保護する働きがあるのです．また，陰窩には微絨毛を有する吸収上皮細胞が多く存在し，この細胞が水や電解質の再吸収を担っています．

　一方，大腸を構成する筋肉は小腸と同様に**内輪筋層**と**外縦走筋層**ですが，盲腸からS状結腸までを全周性に分布する外縦走筋層が3か所に集まって，3条の帯を形成しています．これを**結腸ヒモ**といいます．大腸の運動にも，び粥を混ぜ合わせる**混合運動（分節運動）**と，直腸方向へと移送する**蠕動運動**がありますが，大腸での混合運動は**隆起形成（ハウストレーション）**とよばれており，小腸と違って非常にゆっくりでかつ大きな環状の収縮です．輪状筋と，縦走筋である結腸ヒモが同時に収縮します．これによって，刺激を受けていない他の輪状筋と縦走筋の弛緩している部分が外側に大きく膨らみ，隆起という袋状を形づくります．この隆起形成は約30秒間でピークを迎え，その後約60秒間かけてゆっくり消失していきます．これが，び粥を直腸方向へ動かすことにもつながり，び粥が進んだ先でまた別の輪状筋と結腸ヒモが収縮して新たな隆起をつくり出します．

●大腸の区分と糞便形成

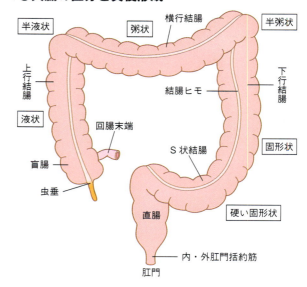

●大腸の構造

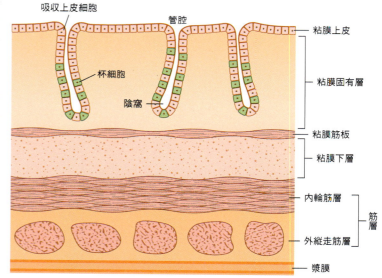

6 原発性大腸がんを説明しよう

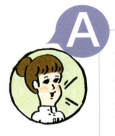

A 大腸は，盲腸，結腸（上行結腸，横行結腸，下行結腸，S状結腸），直腸，肛門などで構成されています．腸内粘膜は滑らかで微絨毛はほとんどありません．内輪筋層と外縦走筋層があり，結腸ヒモが形成されて，混合運動や蠕動運動などの収縮が行われています．

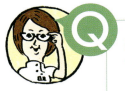

Q 蠕動運動と排便のしくみはどのようなものですか？

　大腸の蠕動運動では，1日に1度あるいは2度くらいの<u>総蠕動</u>がみられます．最も起こりやすい時期は朝食後1時間以内で，約10〜30分間続きます．これは結腸上流から下流にかけて時間差のついた，輪状筋の強力な収縮で，通常は横行結腸からS状結腸にかけて発生します．

　まず，一般的には横行結腸のある1点で輪状筋の収縮が起こります．これは，便によることが多く，その部位に貯まったために結腸が拡張した場合か，神経からの刺激を受けた部位などが考えられます．そして，そこから20cmほど下流の結腸が隆起を失って同時に収縮し，その部分にあったび粥（便塊）をひとかたまりとして下方（S状結腸）に押しやり，収縮部位はゆっくりと弛緩します．続いて同様の運動が少し離れた部位で起こり，こうした総蠕動は10〜30分間程度，持続します．これによって便塊が直腸に到達すると，便意を催して糞便として排泄されるのです．

　なお，大腸における吸収の大部分は結腸の右半分（上行結腸と横行結腸の右半側）で行われるので<u>吸収結腸</u>とよばれ，左半分（横行結腸の左半側と下行結腸，S状結腸）が糞便の貯留を行うのでここは<u>貯留結腸</u>とよばれています．

　大腸は通常，約1.5Lの水の吸収を行いますが，最大で約5〜6Lの水を吸収することが可能です．しかし，それ以上の水分が大腸に入ると，過剰分は下痢として排泄されます．

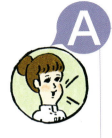

A 1日に1〜2度，おおむね朝食後の時間帯に，総蠕動と呼ばれる蠕動運動が起こります．これは結腸上流から下流へとび粥（便塊）を押しやる収縮と弛緩で，直腸に達すると便意を催し，排泄されます．

消化器疾患

マストな用語！
混合運動（分節運動）と蠕動運動

小腸内にび粥が入ってくると，小腸の輪状筋と縦走筋が約1cm間隔で，分節状かつ環状に収縮・弛緩を始めます．これが混合運動（分節運動）です（Ⓐ）．この運動が上流から下流にウエーブ上にいくだけでなく，ときには下流から上流へと向かうため，び粥はよく混和されるのです．この筋収縮・弛緩は，1つの部位で1分間に最大12回程度起こります．

一方，小腸内の隣接した部分が次々と収縮と弛緩を繰り返し，び粥を消化管に沿って下流へと移送します．これを蠕動運動といいます（Ⓑ）．

Ⓐ 混合運動（分節運動）

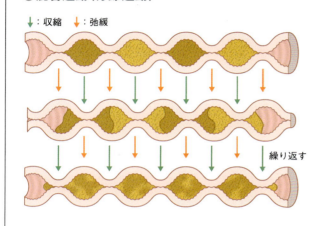

Ⓑ 蠕動運動

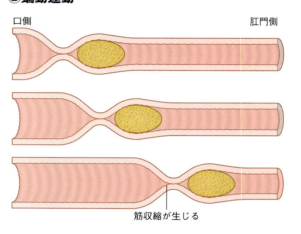

2 原発性大腸がんの病態を説明しよう！

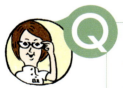 **Q 原発性大腸がんとはどのような状態ですか？**

原発性大腸がんは，大腸の粘膜上皮細胞が制御からはずれて増殖し，腫瘍化したものです．大部分が**腺がん**ですが，まれに扁平上皮がんがあります．

好発部位としては，早期がんと進行がんのすべてをみた場合，直腸が50％近くを占め，次にS状結腸が25％を占めます．

成因は不明ですが，食生活の様式，遺伝子の異常や変異が，大腸がんの発症に深く関与することが示唆されています．大腸がんが進行すると浸潤し，リンパ節，肝，肺に転移します．

大腸がんは，進行度での分類によると，以下のように考えられます．早期大腸がんの定義は，胃がんの場合と同じくがんの浸潤が粘膜下層までで，リンパ節転移の有無は問わないものをいい，進行大腸がんの定義は，がんが筋層まで達したものをいいます．

また，手術によって切除した大腸がん標本の肉眼的観察と組織像の詳細な検討による，切除大腸がん標本の肉眼分類が提唱されています．

6 原発性大腸がんを説明しよう

●早期大腸がんと進行大腸がん

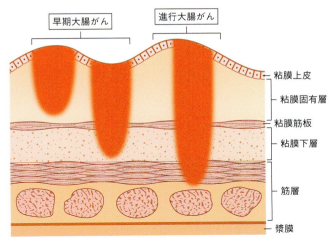

■早期大腸がん

　隆起型と**表面型**に分類されます．さらに，隆起型には**有茎性**と**広基性**があり，表面型には**表面隆起型**（Ⅱa）と**表面陥凹型**（Ⅱc）があります．

　また，表面隆起型ではあるものの中央部に陥凹がみられるⅡa＋Ⅱc，陥凹の周囲に隆起がみられるⅡc＋Ⅱaといった形態もあります．

　なお，理論的には早期胃がんと同様に**表面平坦型**（Ⅱb）などもあるとされています．

■進行大腸がん

　進行胃がんの分類に準じた，**ボールマン分類**を改変した5つの型というものに分類することができます．

①1型（**隆起型**）：隆起性のがんであり，周囲の粘膜と明確な境界を持っています．

②2型（**潰瘍限局型**）：中心に大きな潰瘍があり，その周囲に境界明瞭な堤防状の隆起があります．この周堤隆起は，がんの粘膜下層以下での限局性の浸潤増殖によるものです．

③3型（**潰瘍浸潤型**）：大きな潰瘍形成と，がんのびまん性浸潤による隆起を形成するがんです．周囲との境界は明確ではありません．

④4型（**びまん浸潤型**）：粘膜面に隆起や陥凹などの大きな変化は見られませんが，がんが広範に浸潤する結果，大腸壁は肥厚し，硬化しています．

⑤5型（**分類不能型**）：1〜4型のいずれにもあてはまらない肉眼所見を示すがんです．肉眼的には早期がんのようでも，組織学的には進行がんというものが多くあります．

●早期大腸がんの肉眼像

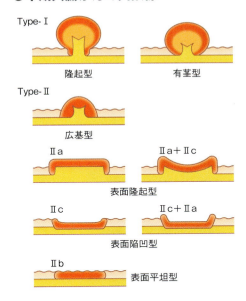

●進行大腸がんの肉眼像

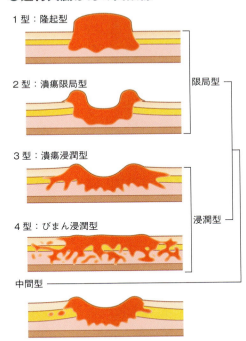

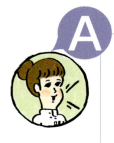

大腸の粘膜上皮細胞が制御を失って増殖・腫瘍化したものです．原発性大腸がんには，進行度によって早期大腸がんと進行大腸がんがあり，肉眼所見には隆起型，表面型，潰瘍限局型，潰瘍浸潤型，びまん浸潤型などがあります．

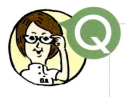

原発性大腸がんは，何が原因になると考えられていますか？

　日本では，戦前から戦後のある時期まで，大腸がんは少数でした．しかし，食生活の欧米化に比例するように増加してきました．発症率は，欧米型の食事の特徴である高脂肪，高タンパク，低繊維食と強い相関があります．発症率の低い地域でも，食生活が欧米型に変わると高発症地域になることが明らかになっています．

　こうした事実をもとに，脂肪，タンパク，線維成分と発がんとの関係が，試験管内や動物で検討されました．その結果，肉食を中心とした高脂肪，高タンパクは，βグルクロニダーゼやアゾレダクターゼなどの酵素を有する細菌を腸内に増やし，中性あるいは酸性ステロールが発がん性のある物質に変化することが明らかになりました．

　また，高脂肪食は，それ自体の消化のために胆汁酸の分泌を促進し，ひいては二次性の胆汁酸の分泌を促進します．こうした胆汁酸は，大腸がん発症のプロモーター（増進者）としてはたらくと考えられています．

　一方，線維成分の多い食事をとる地域では，大腸がんの発症率が低いことが知られています．その理由は，高繊維食が糞便量の増加や排泄の促進につながり，大腸内の有毒発がん物質が希釈され，そして発がん物質の大腸内滞在時間，つまり発がん物質と大腸粘膜との接触時間が短縮するためです．

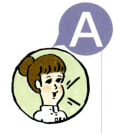

欧米型の食事である高脂肪，高タンパク，低繊維食と強い相関があります．そのため，繊維成分の多い食事などが，発症を抑えると考えられています．

6 原発性大腸がんを説明しよう

「がん発症のメカニズム」

近年，分子生物学の進歩によって，がん発症のメカニズムがかなり明らかになってきました．

腫瘍・新生物とは，特定の細胞が生体内で制御をはずれて増殖し続けている状態です．そのなかで，増殖力・浸潤力・転移力が強いものを悪性腫瘍・悪性新生物とよびます．

逆に，増殖力がそれほど強くなく，浸潤力や転移力のないものを良性腫瘍・良性新生物とよんでいます．悪性腫瘍・悪性新生物のなかでも，**上皮組織由来のものを「がん」，非上皮組織由来のものを「肉腫」**と呼び，**造血系細胞由来のものを白血病やリンパ腫**といいます．

このように，「がん」という言葉は狭義の使い方をされますが，たとえば「血液のがんである白血病」とか「細胞のがん化」といった具合に悪性新生物を総称して使われる場合もあります．

さて，がんを発症する因子ですが，大きく分けて，がんの発症を抑制する因子・促進する因子が，それぞれ内因性と外因性に存在すると考えられています．がん抑制遺伝子を中心にして細胞の増殖を制御する一方，がん遺伝子などは細胞の増殖を促進します．

次にがんの発症過程ですが，いきなり正常細胞からがん細胞になるというよりも，数段階のステップを経て（途中で変異細胞を経て），増殖性の強いがん細胞になると考えられています．そのため，正常細胞をなんらかの欠陥を持った変異細胞にさせることを第1段階としてイニシエーション（initiation：誘起）とよび，変異細胞がいわゆる真のがん細胞になることを第2段階としてプロモーション（promotion：促進）とよびます．より具体的には，イニシエーションは，発がん物質が細胞のDNAを傷つけるなどの作用をすることを指し，プロモーションは，そのDNAの傷ついた細胞を増殖させたりDNAの異常をさらに悪化させたりすることをいいます．

たとえば，動物実験での胃がんにおけるイニシエーション因子としては，魚や肉の焼け焦げに含まれるトリプトファン，紫外線，放射線などがあげられています．また，プロモーション因子としては，タバコ，アルコール，サッカリンなどがあげられています．

なお，界面活性作用のある胆汁酸や粘膜破壊作用のある塩分（NaCl），消化管ホルモンのガストリンなど，それら自体はイニシエーションとはならないものの，胃の粘膜細胞がイニシエーションを受けやすくしているという報告や，エストロゲン（女性ホルモン），プレドニン（副腎皮質ホルモン，免疫抑制薬），胆汁酸，塩分がプロモーション因子との報告もあります．そして，タバコはイニシエーターとプロモーターの両方の性質をもっています．

このように，発がん過程における各段階・ステップは単純に1つだけではなく，次ページに示すようにさまざまなパターンが考えられます．そして，変異細胞の1つが成長利益（growth advantage）を獲得し，増殖し始め，がん細胞へなっていくと考えられているのです．

●がんにかかわる因子

	がんの発症を抑制する因子	がんの発症を促進する因子
内因性	・がん抑制遺伝子 ・細胞増殖抑制因子	・がん遺伝子 ・加齢
外因性	存在するのか否かは不明ですが，しいて言えば予防行動，食餌・栄養，気候など	喫煙，放射線，紫外線，さまざまな化学物質，病原微生物（ウイルスなど），その他

消化器疾患

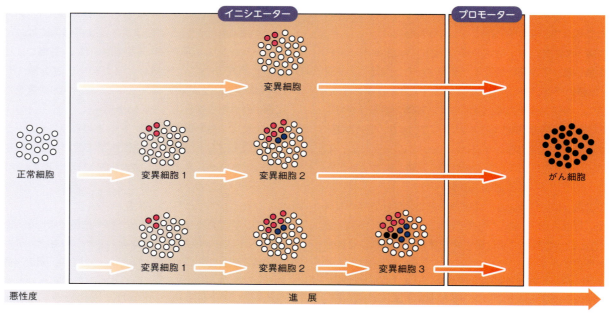

●がん化の過程

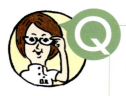 原発性大腸がんは，どのような発がん過程をたどりますか？

ここではとくに腺がんについて示します．

■フォーゲルシュタイン（Voglstein）らによる推測

がん抑制遺伝子APCの変異と腺腫を前がん状態として捉え，発がん過程を次のように推測しました．
①正常な大腸粘膜上皮細胞にAPCの変異が起こる
②まず，小さくて悪性度の低い腺腫ができる
③がん遺伝子であるK-rasの過剰発現や，がん抑制遺伝子であるp53，DDCの変異が起こって腺腫が大きくなり，悪性度が高まる
④腺腫内にがん巣を伴う
⑤さらに進んで大腸がんとなる
⑥染色体異常も加わり，発症した大腸がんが転移傾向を示す

■腺腫や炎症とがんの関係

大腸ではしばしば良性腫瘍である腺腫が出現するのですが，がん発症を考える際には，①あらかじめ腺腫があってその腺腫ががん化した場合と，②腺腫を介さずに正常粘膜から新たにがんが生じる場合があります．また，潰瘍性大腸炎などの炎症に続いて起こる炎症がんもあります．

■遺伝的素因

家族性に発症する遺伝性の大腸がんがあり，これには家族性大腸腺腫症と遺伝性非ポリポーシス大腸がんが該当します．家族性大腸腺腫症は，がん発症抑制遺伝子APCの欠損によって発症します．

6 原発性大腸がんを説明しよう

　一方，遺伝性非ポリポーシス大腸がんは，発がんを促進するがん遺伝子であるhMSH1遺伝子，あるいはhMSH2遺伝子の変異によって発症します．

　また，通常の大腸がんでも，がん抑制遺伝子APCの変異例があることが明らかになりました．加えて，その他のがん抑制遺伝子p53，DDC欠失のある例，がん遺伝子であるc-myc，K-rasなどの発現増加のある例が存在します．

　さらに，進行大腸がん（転移傾向を示すもの）では，染色体異常が明らかになっています．

● フォーゲルシュタインの大腸がんの発がん過程仮説

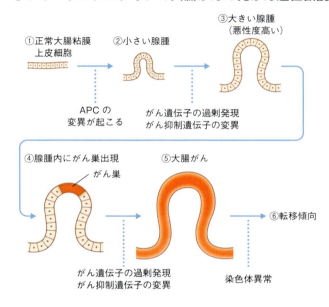

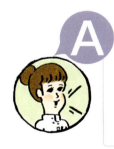

大腸粘膜上皮細胞において，がん抑制遺伝子APCの変異，腺腫の出現，潰瘍性大腸炎などの要因が複雑に影響して，大腸がんになると考えられています．

消化器疾患

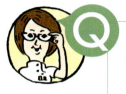

原発性大腸がんでは，どのような症状や検査所見が現れますか？

　早期大腸がんの場合，無症状のことが多くあります．病変がS状結腸や直腸にある場合は**血便**が見られますが，右側結腸（盲腸，上行結腸）では腸管腔が広く，症状が出にくい傾向にあります．

　一方，進行大腸がんの場合ですが，これも病変が右側結腸にあると腸内容が液状なこともあって症状が出にくく，発見が遅れて大きな腫瘤として発見されることも多くあります．

　病変が左側結腸（S状結腸や直腸）にあると，**腸管狭窄**が生じ，しかも腸内容が固形化しているため，便秘・腹痛を伴った**通過障害**が出現します．明らかな血便もよくみられます．さらに，通過障害が高じて**腸管閉塞**になることも多く，それを反映して，**糞便の細小化（ペンシル様便）**が見られます．

　また，排便後の違和感（**残便感**），排便後に再度排便したくなる様子（**テネスムス，しぶり腹**）も出現します．

　大腸がんの検索に有用な検査として，**腫瘍マーカー（CEA）**と**便潜血反応**があります．

　大腸がん細胞は，その細胞表面にがん胎児性抗原（carcinoembryonic antigen：CEA）を発現させるため，大腸がん患者の血中にはCEAが増加します．そのため，血清CEA値は，大腸がんの腫瘍量や転移の有無を推測するのに有効です．

　また，便潜血反応ですが，便中のヒトヘモグロビンが陽性になると，肉眼的に認められない糞便中の"新鮮な血液（潜血）"を検出したことになります．

　一方，便潜血反応が陽性になると，肉眼的に認められない糞便中の"古い血液（血液の壊れた物質）"を検出したことになります．盲腸や回盲部より口側の病変だと出血が古くなるため，便中ヒトヘモグロビン検査では陰性になることもありますが，便潜血反応では陽性になるのです．

　ただし，便潜血反応は食事中に含まれるヒト以外の血液，肉や魚の血液にも反応したり，内服された鉄剤にも反応したりするという欠点があることに注意が必要です．

●大腸がんの症状と好発部位

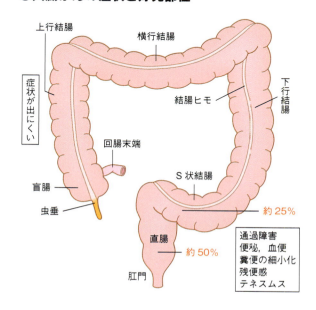

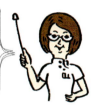

右側結腸（盲腸，上行結腸）では腸管腔が広いため，症状が出にくいことがあります！

6 原発性大腸がんを説明しよう

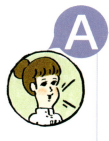

病変が右側結腸にある場合は症状が出にくいですが，左側結腸だと血便や，便秘・腹痛を伴った通過障害が出現します．早期大腸がんでは無症状も多いです．また，腫瘍マーカーでの血清CEA値増加が認められるとともに，便潜血反応も用いられます．

知識をリンク！……大腸がんの治療

　リンパ節転移のない早期大腸がんの場合は，内視鏡治療が考えられます．具体的には，内視鏡的ポリペクトミー，内視鏡的粘膜切除術（EMR），内視鏡的粘膜下層剥離術などです．
　一方，内視鏡治療の適応外であった場合には，開腹手術または腹腔鏡手術が考えられます．がんのある部位の腸管切除と周辺リンパ節の郭清，直腸の場合は低位前方切除術やマイルズ手術（直腸切断術），ストーマの造設などです．

知識をリンク！……続発性大腸がん

　続発性大腸がんとは，他臓器のがんが直接浸潤あるいは遠隔転移によって，大腸に波及したものです．
　その原発部位は，胃がん，膵臓がんが多く，女性では卵巣がんが多くあります．

MEMO

代謝・リウマチ性疾患

LESSON 7 糖尿病を説明しよう

Q 糖は人体において，どのように利用されますか？
Q 血糖値が上昇するのは，どんなときですか？
Q 糖尿病は，どのような疾患ですか？
Q 糖尿病で高血糖が持続すると，どのような症状が生じますか？
Q 血糖値が急激に高くなった場合，どのような症状がみられますか？
Q 低血糖では，どのような症状がみられますか？

LESSON 8 脂質異常症を説明しよう

Q 脂質は体内でどのような状態で存在していますか？
Q 脂質は体内でどのように移動していきますか？
Q 脂質異常症はどのように生じますか？
Q 脂質異常症ではどのような症状がみられますか？

LESSON 9 関節リウマチを説明しよう

Q 関節はどんな構造と役割をもっていますか？
Q 関節リウマチとはどのような状態ですか？
Q 関節リウマチでは，どのような症状が現れますか？

7 糖尿病を説明しよう

説明できる病態生理

糖尿病では，**インスリン**が正常にはたらかず**慢性的な高血糖**となり，**血管障害**によるさまざまな合併症を引き起こします．

1 糖代謝について説明しよう！

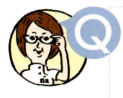
Q 糖は人体において、どのように利用されますか？

　糖，そのなかでも**ブドウ糖（グルコース）**は，人体において不可欠なエネルギー源です．消化・吸収されて，小腸から血液中に入り，門脈に流入します．

　グルコースは，そのまま血液によって全身に運ばれていくか，一部は肝臓に入り，**グリコーゲンや脂肪となって貯蔵**されます．

　全身の細胞に運ばれたグルコースは，分解されることにより，ATPというエネルギーを産生します．この過程を「**解糖**」とよびます．

　一方，肝臓はエネルギーが不足すると，貯蔵していたグリコーゲンや脂肪を分解して，グルコースを血液中に放出します．これを「**糖新生**」といいます．

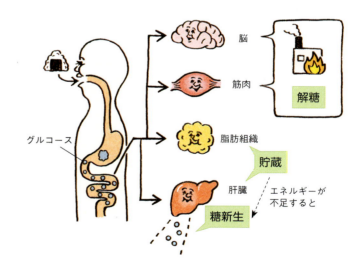

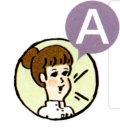
A 糖は，人体において不可欠なエネルギー源です．血液によって全身の細胞へ運ばれ，解糖されてATPを産生します．

ATP：adenosine triphosphate，アデノシン3リン酸

7 糖尿病を説明しよう

マストな用語！
3大栄養素：糖質，タンパク質，脂質

■ **糖質**

多糖類（デンプン，セルロース，グリコーゲンなど），**二糖類**（スクロース〔ショ糖〕，マルトース〔麦芽糖〕，ラクトース〔乳糖〕），**単糖類**（グルコース〔ブドウ糖〕，フルクトース〔果糖〕，ガラクトース）と分類されます．

消化管に入ると，多糖類，二糖類も，アミラーゼなどの消化酵素により単糖類に分解されて，小腸で吸収されます．

■ **タンパク質**

ペプシン，トリプシンなどの消化酵素によって**アミノ酸**に分解され，小腸で吸収されたあと，門脈から肝臓に取り込まれます．

■ **脂質**

リパーゼ，胆汁酸によって，**脂肪酸**と**グリセロール**に分解され，小腸で吸収されたあとはリンパ管に入り，静脈を経て，肝臓に取り込まれます．

このうち，最優先で利用されるエネルギーは，糖質のグルコースです．エネルギーとして利用されなかったグルコースは，**中性脂肪**となって脂肪細胞や肝細胞に貯蔵されます．

アミノ酸，脂肪酸，グリセロールは，エネルギー不足の際に分解されて利用されます．

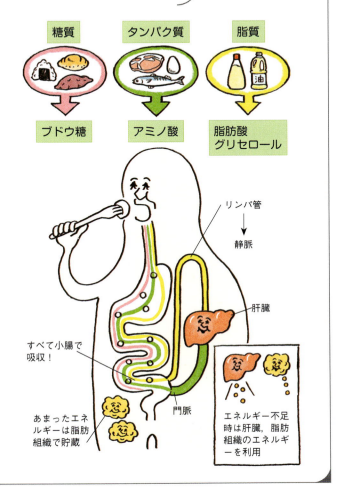

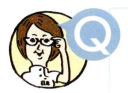
Q 血糖値が上昇するのは，どんなときですか？

血糖値とは，血液中のグルコースの濃度のことです．

血糖値は，グルコースの「供給量」と「消費量」のバランスで一定に保たれています．供給量が多くなったり，消費量が少なくなったりすると，血糖値は上昇します．

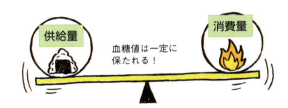

■グルコース供給量の増加
←摂取量の増加，糖新生の亢進

まず，たくさんの糖質を食事で摂取すれば，グルコースの供給量は増加します．

また，グルコースは食事で取り込まれるだけでなく，肝臓での糖新生もあると説明しました．糖新生が亢進すると，グルコースの供給量は増加します．

■グルコース消費量の減少
←細胞への糖取り込みの減少

グルコースは細胞のエネルギーになると説明しました．グルコースが全身の細胞に取り込まれ，解糖されれば，消費量は増加します．反対にグルコースが細胞に取り込まれず，解糖されなければ，消費量は減少します．

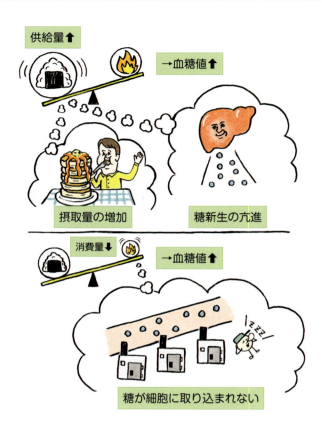

> グルコースの細胞への取り込みを促し，血糖値を低下させるホルモンが，「インスリン」です．

大切！

血糖値を下げるホルモン…**インスリン**

血糖値を上げるホルモン（インスリン拮抗ホルモン）…**グルカゴン，カテコールアミン，コルチゾール，成長ホルモン**

インスリンは，全身の細胞でのグルコースの消費を促進し，また，肝臓でのグルコースの貯蔵を促進します．これにより，血糖値は低下します．

①インスリンが細胞の
インスリン受容体に結合する

②インスリン受容体が興奮し，細胞内の糖輸送担体が細胞表面に移動する

③細胞表面の糖輸送担体がグルコースを取り込む

④取り込まれたグルコースは解糖される

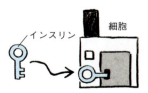
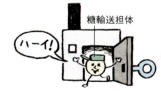
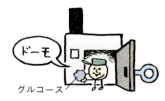
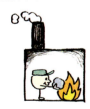

インスリン拮抗ホルモンは，肝臓に貯蔵されたグルコースの分解（糖新生）を促進し，血糖値を上昇させます．

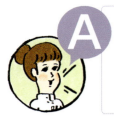

A　血糖値は，糖質摂取量の増加や，肝臓での糖新生の亢進のほか，グルコース消費量の減少によって上昇します．

マストな用語！
HbA1c（ヘモグロビンエーワンシー）

HbA1cは，赤血球のヘモグロビンに糖が結合している割合です．糖はいったんヘモグロビンに結合すると，ヘモグロビンが死ぬまで離れません．ヘモグロビンの寿命は，約120日間です．そのためHbA1cは，長期間の血糖値を反映する指標となります．

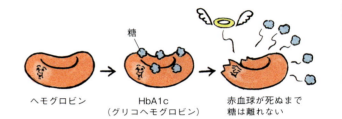

2 糖尿病の病態を説明しよう！

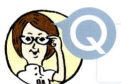

Q　糖尿病は，どのような疾患ですか？

糖尿病とは，**インスリンが正常にはたらかず，慢性的な高血糖**となった状態です．

インスリンが正常にはたらかないのは，おもに，**①インスリンが分泌されない**，**②インスリンが不足している**，**③インスリンが効きにくい**，の3つが考えられます．

①は**1型糖尿病**，②③は**2型糖尿病**です．

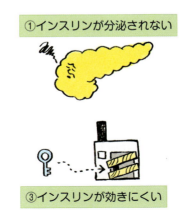
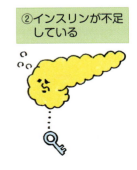

HbA1c：hemoglobin A1c（glycated hemoglobin），ヘモグロビンエーワンシー（グリコヘモグロビン）

■1型糖尿病

　自己免疫によりインスリンを分泌する膵臓のランゲルハンス島が破壊され，インスリンが分泌されなくなる疾患です．

　発症には，遺伝的要因が関連しているといわれ，小児期に多く発症します．

　インスリンが分泌されないため，自己注射によるインスリン療法を継続する必要があります．

■2型糖尿病

　遺伝的要因と，加齢，肥満，過食や運動不足といった生活習慣の影響により，インスリンが不足するか，インスリンが効きにくくなって生じます．インスリンが効きにくくなることを，「インスリン抵抗性の増大」といいます．

　中高年で肥満の患者さんが多くみられます．食事療法，運動療法を行い，血糖値が改善しなければ，経口血糖降下薬やインスリン製剤による薬物療法を行います．

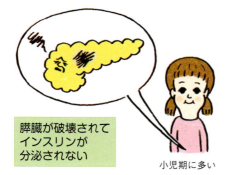
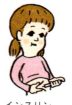
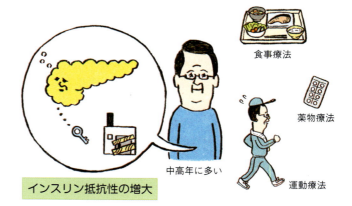

知識をリンク！

　脂肪細胞は内分泌細胞でもあり，動脈硬化やインスリン抵抗性の増大を引き起こす"悪玉"アディポサイトカインという物質を分泌します．

　肥満は高血圧，動脈硬化，脂質異常症から，糖尿病，虚血性心疾患と，さまざまな疾患を引き起こすのです．

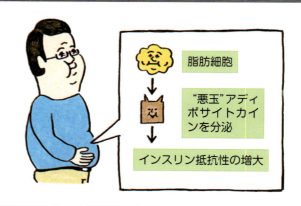

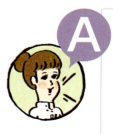

A 糖尿病は，インスリンが正常にはたらかず，慢性的な高血糖となった状態です．インスリンが分泌されない「1型糖尿病」と，インスリンが不足する，またはインスリン抵抗性が増大する「2型糖尿病」があります．

7 糖尿病を説明しよう

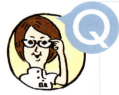

Q 糖尿病で高血糖が持続すると，どのような症状が生じますか？

糖尿病では，血液中のグルコース増加によって血管内外で浸透圧の差が生じるため，細胞から血管内へと水分を移動させ，均衡を保とうとします．これにより，細胞は**脱水**となり，**口渇・多飲**が引き起こされ，**多尿**となります．

また，高血糖が持続すると，体内のタンパク質に糖が結合し，変性します．これにより，血管障害が起こります．

■大血管障害→**動脈硬化**

大血管障害は，高血糖に加え脂質異常症，高血圧，喫煙などが影響して**動脈硬化**が起こります．これにより，心筋梗塞，脳梗塞，閉塞性動脈硬化症といった合併症が引き起こされます．

■細小血管障害→**神経障害，網膜症，腎症**

細小血管障害として，**神経障害，網膜症，腎症**が引き起こされます．これらはHbA1cの上昇に比例して発症頻度が高くなり，糖尿病の**3大合併症**といいます．

【神経障害】

足の温覚・痛覚が低下するために，外傷が生じても，気づかずに悪化することが多くなります．また，閉塞性動脈硬化症により下肢の血流が障害されると，足趾の**壊疽**につながることもあります．

【網膜障害】

網膜の毛細血管壁が弱くなることで，点状出血や浮腫などが生じます．病変が**黄斑部**におよぶと視力障害が起こり，進行すると硝子体出血や網膜剝離を引き起こします．

【腎症】

糸球体の血管障害に加え，高血糖による多飲・多尿で糸球体に負担がかかることで生じます．進行すると**腎不全**にいたり，**透析**が必要となります（p143参照）．

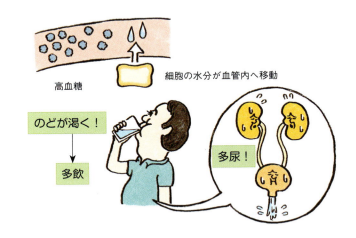

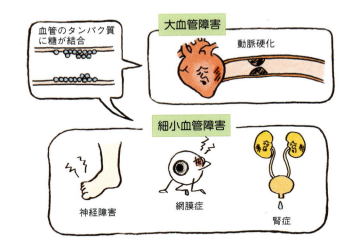

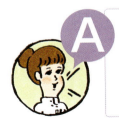

A 高血糖の持続により，口渇，多飲，多尿が生じます．また，大血管障害として動脈硬化，細小血管障害として神経障害，網膜症，腎症といった合併症が引き起こされます．

代謝・リウマチ系疾患

知識をリンク！

高血糖では，血流が低下して白血球がはたらきにくくなるため，**易感染状態**となり，**創傷治癒が遅延**します．そのため，足の病変もいったん生じると治りにくくなるのです．

また，このことから，糖尿病の患者さんが手術を受ける場合は，術後の創傷治癒遅延，縫合不全に注意が必要です．

さらに，手術侵襲により炎症性サイトカインやインスリン拮抗ホルモンの分泌が亢進するため，血糖値が上昇します．そのため，周手術期の血糖コントロールが重要となります．

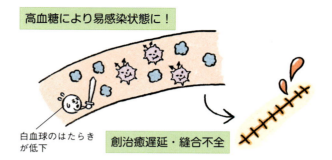

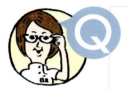

Q 血糖値が急激に高くなった場合，どのような症状がみられますか？

糖尿病の患者さんでは，感染症などで急激な高血糖をきたし，**昏睡**におちいることがあります．これには，①**糖尿病ケトアシドーシス**，②**高血糖高浸透圧症候群**があります．

■糖尿病ケトアシドーシス

高血糖とケトン体の増加により，体内が酸性化し，アシドーシスとなった状態です．**1型糖尿病**で，インスリン注射の中断や感染などにより，インスリンが高度に欠乏することが誘因となります．

細胞に糖が取り込まれなくなると，肝臓で脂肪の分解が亢進します．その結果**ケトン体**という酸性の代謝産物が生じるため，生体が酸性に傾き，アシドーシスとなります．

身体症状としては，脱水症状，悪心・嘔吐，血圧低下，頻脈のほか，アシドーシスの代償として二酸化炭素を排出するため，「**クスマウル呼吸**」という，深くて速い呼吸がみられます．

■高血糖高浸透圧症候群

著しい高血糖と高度の脱水により，血漿浸透圧が上昇して，循環不全におちいった状態です．**2型糖尿病**で起こり，**手術，感染症，薬剤により血糖上昇**を招いた場合や，**高齢者の水分摂取不足**による脱水などが誘因となります．

身体症状は，糖尿病性ケトアシドーシスと比べて少なく，脱水症状やけいれん，四肢脱力などです．

●糖尿病ケトアシドーシスと高血糖高浸透圧症候群

	糖尿病ケトアシドーシス	高血糖高浸透圧症候群
病態	インスリンの高度な欠乏によるケトアシドーシス	高血糖と高度な脱水による循環不全
誘因	1型糖尿病でのインスリン注射の中止，感染など	2型糖尿病での手術，感染症，薬剤による血糖上昇や脱水など
血糖値	300～1,000mg/dL	600～1,500mg/dL
pH	<7.3	7.3～7.4
血漿浸透圧	正常～300mOsm/L	≧350mOsm/L

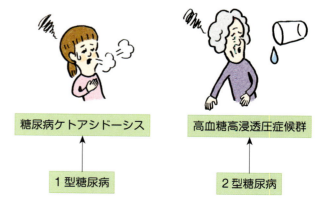

7 糖尿病を説明しよう

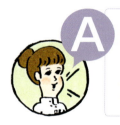

A 急激な高血糖では，昏睡をきたすことがあります．
1型糖尿病では糖尿病ケトアシドーシス，
2型糖尿病では高血糖高浸透圧症候群といいます．

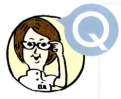

Q 低血糖では，どのような症状がみられますか？

急激な高血糖で昏睡にいたる場合があると説明しましたが，低血糖でも昏睡を起こす危険があります．

糖尿病患者さんでは，インスリンや経口血糖降下薬などによる薬物療法を行いますが，投与の量やタイミングを誤ったり，食事が摂れなかったり，運動を行ったりすることで，血糖値が著しく低下する場合があります．

低血糖は，臨床的に血糖値が70mg/dL以下の場合をいいます．低血糖の初期症状では，血糖値を上昇させようとするため，**交感神経刺激症状**が現れます．動悸，手指振戦，発汗，顔面蒼白などです．

さらに進行して血糖値が50mg/dL以下になると，倦怠感や意識障害が現れ，30mg/dL以下ではけいれん，昏睡をきたし，生命に危険がおよびます．

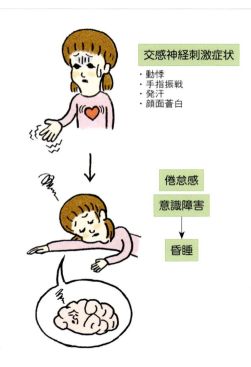

交感神経刺激症状
・動悸
・手指振戦
・発汗
・顔面蒼白

倦怠感
意識障害
→
昏睡

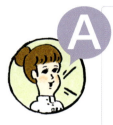

A 低血糖の初期症状では，交感神経刺激症状として，動悸，手指振戦，発汗，顔面蒼白などが生じます．進行すると，倦怠感や意識障害が現れ，やがて昏睡にいたり，生命に危険がおよびます．

代謝・リウマチ系疾患

8 脂質異常症を説明しよう

説明できる病態生理

脂質異常症とは，空腹時の血清脂質で **LDLコレステロールが140mg/dL以上，HDLコレステロールが40mg/dL未満，トリグリセリドが150mg/dL以上**の状態で，**動脈硬化**の危険因子となります．

1 脂質代謝について説明しよう！

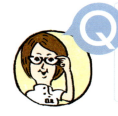

Q 脂質は体内でどのような状態で存在していますか？

脂質は生体において，細胞膜，神経鞘や副腎皮質ホルモンの材料となるほか，脂肪組織として，非常時に分解して使うためのエネルギーを蓄えています．

脂質の特徴は，**水に溶けにくい**ことです．ただし，脂質の構造には，水に溶けやすい部分である「親水基」と，水に溶けにくい「疎水基」があります．そのため，水中では，親水基を表面に向けた球形の「**ミセル**」という状態になります．

血液中に存在する脂質は，コレステロール，中性脂肪（トリグリセリド），リン脂質，遊離脂肪酸（FFA）などがあります．これらは水に溶けにくいため，タンパク質と結合してミセルを形成しています．これを「**リポタンパク**」とよびます．

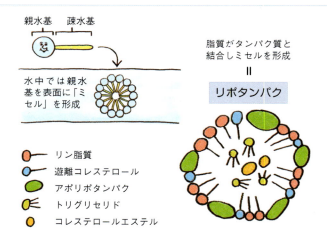

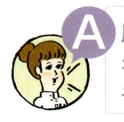

A 脂質は，体内で脂肪組織として蓄えられているほか，タンパク質と結合した「リポタンパク」となって血液中に存在しています．

FFA：free fatty acid，遊離脂肪酸

8 脂質異常症を説明しよう

マストな用語！ リポタンパク

リポタンパクは，比重の違いによってカイロミクロン，VLDL（超低比重リポタンパク），IDL（中間比重リポタンパク），LDL（低比重リポタンパク），HDL（高比重リポタンパク）などに分けられ，それぞれ構成する脂質の割合が異なっています．

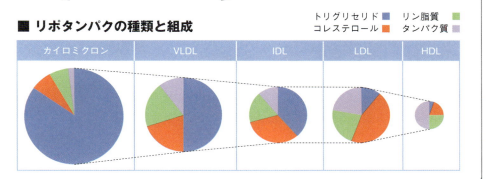

■ リポタンパクの種類と組成

Q 脂質は体内でどのように移動していきますか？

食物から摂取された脂質は，胆汁酸とリパーゼにより，脂肪酸とグリセロールに分解されます．これらは吸収されると，小腸で**カイロミクロン**となり，**リンパ管**に入ります．

リンパ管から静脈を経て右心房に入り，肺動脈→肺静脈→左心室と移動し，大動脈を経て，**肝臓**に入ります．

肝臓は小腸から吸収された脂質や，自身で合成した脂質からVLDLを合成して，血中に放出します．VLDLは血液中でIDLに変化し，IDLは脂肪酸を放出しながらLDLに変化します．このように，脂質は，**リポタンパクという乗り物のかたちを次々に変えながら体内を移動**していきます．

その過程で血液中に放出された脂肪酸は，遊離脂肪酸（FFA）として，脂肪組織でトリグリセリドとして再合成されるほか，筋肉でエネルギーとして利用されます．また，IDLやLDLは肝臓に戻り，再利用されます．

また，逆方向の流れとして，**HDLは末梢組織でコレステロールを取り込み，肝臓に運搬**します．

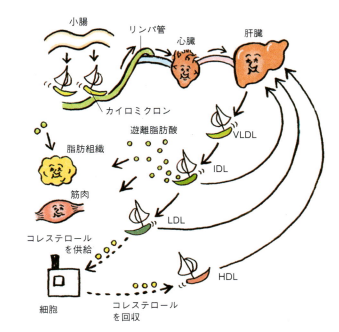

VLDL：very low density lipoprotein，超低比重リポタンパク
IDL：intermediate density lipoprotein，中間比重リポタンパク
LDL：low density lipoprotein，低比重リポタンパク
HDL：high density lipoprotein，高比重リポタンパク

知識をリンク！

　LDLの役割は，肝臓から末梢組織にコレステロールを供給することです．そのため，**LDLが過剰だと動脈硬化のリスクが高くなります**．

　一方，HDLの役割は，末梢組織からコレステロールを回収し，肝臓に運搬することです．つまり，**動脈硬化を抑制する**方向にはたらきます．

　そのため脂質異常症は，**高**LDLコレステロール血症，**低**HDLコレステロール血症，**高**トリグリセリド血症としてそれぞれの基準が設けられているのです．

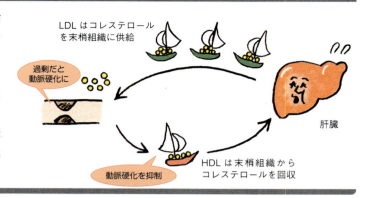

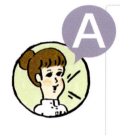

A 脂質は小腸で吸収され，カイロミクロン，VLDL，IDL，LDLと変化しながら，肝臓から末梢組織へ運搬されます．一方，HDLは末梢組織からコレステロールを回収し，肝臓へと戻します．

マストな用語！
リンパ管

　リンパ管は，静脈と並行して，末梢組織から心臓へと走行しています．リンパ管には，静脈のように逆流防止の**弁**がついています．

　末梢組織から過剰な組織液を回収したり，リンパ液中に存在するリンパ球によって，病原菌等から生体を防御したりする役割を持っています．

　また，小腸で吸収した脂肪や，脂溶性のビタミンなどを運搬する役割も持っています．

　下半身からのリンパ管は，腹大動脈のあたりで太くなり，**胸管**となります．胸管の開始部には，腸からのリンパ管が合流し，**乳び槽**を形成します．「乳び」とは，脂肪を含んで白く濁ったリンパ液のことです．胸管は左静脈角と右静脈角で鎖骨下静脈に合流し，上大静脈から右心室へと流れ込みます．

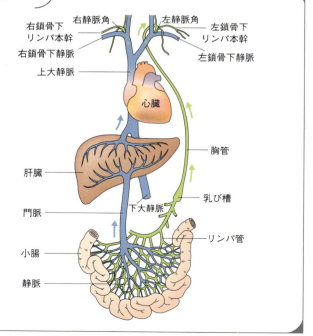

2 脂質異常症の病態を説明しよう!

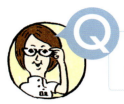

脂質異常症はどのように生じますか？

　脂質は，食物から吸収されるものと，肝臓で合成されるものとがあると説明しました．

　そのため，血中の脂質が増加するのは，①**食事による脂質の過剰供給**，②**肝臓での脂質の産生過剰**，③**脂質の利用・処理の障害**，といったことが原因と考えられます．

　①では，とくにコレステロールや飽和脂肪酸の過剰摂取が原因となります．

　②③には，脂質代謝関連酵素やリポタンパクの異常などが含まれます．遺伝性のものや，ステロイド薬や経口避妊薬などの薬剤が原因となるもの，糖尿病，甲状腺機能低下症，腎疾患（ネフローゼ症候群）などの疾患に合併して生じるものもあります．

①食事による過剰供給　②肝臓での産生過剰　③利用・処理の障害

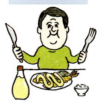
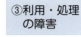

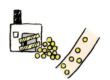

薬剤や疾患が原因となるものは，**二次性脂質異常症**といい，脂質異常症全体の約半数を占めています．

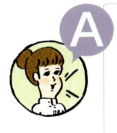

脂質異常症は，コレステロールなどの過剰摂取，脂質代謝関連酵素やリポタンパクの異常，ステロイド薬や経口避妊薬などの薬剤，糖尿病，甲状腺機能低下症，腎疾患などの疾患が原因となります．

知識をリンク!

　副腎皮質ステロイド薬は，抗炎症作用・免疫抑制作用をもつ薬剤として臨床でよく用いられますが，これは体内で分泌される**ステロイドホルモン**，そのなかでも**コルチゾール**をもとに合成されたものです．

　ステロイドホルモンは**コレステロール**をもとに生成され，副腎から分泌されます．コルチゾールの作用は，抗炎症作用・免疫抑制作用のほか，肝臓での糖新生の亢進，脂肪の分解による脂肪酸の産生促進などです．

　そのためステロイド薬には，**高血糖**，**脂質異常症**などの副作用があります．

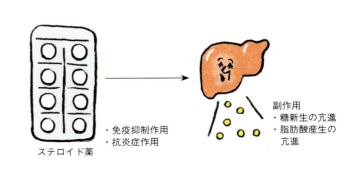

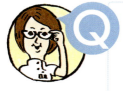

Q 脂質異常症ではどのような症状がみられますか？

　組織にコレステロールが沈着することで，<u>黄色腫</u>，<u>アキレス腱の肥厚</u>，<u>手背伸筋腱・肘伸側・膝伸側の肥厚</u>，<u>角膜輪</u>などがみられます．

　また，脂質異常症は，さまざまな疾患の原因となる，「<u>動脈硬化</u>」を引き起こします．

　動脈硬化とは，動脈壁の内側（内膜）が肥厚し，中膜が変性して，本来動脈壁がもっている弾力がなくなり，硬化を生じたものです．動脈が狭窄・閉塞することで，<u>心筋梗塞</u>や<u>脳梗塞</u>を引き起こします．

　また，高トリグリセリド血症では，膵炎を合併します．

マストな用語！
動脈硬化

高LDLコレステロール血症では，LDLが酸化し，血管壁を損傷します．血管壁の損傷により血管内皮細胞同士のあいだに間隙が生じ，そこにコレステロールが沈着して，プラーク形成をともなう<u>粥状動脈硬化</u>が発生します．

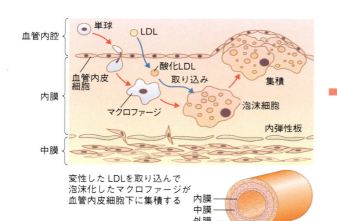

変性したLDLを取り込んで泡沫化したマクロファージが血管内皮細胞下に集積する

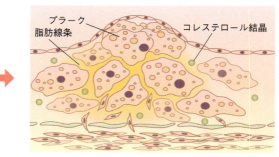

泡沫細胞が集積したあと脂肪線条を形成し，進行するとプラークを形成する

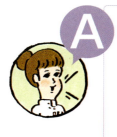

A 脂質異常症では，組織にコレステロールが沈着することで，黄色腫，角膜輪などの症状がみられます．また血管壁の損傷により動脈硬化が生じ，心筋梗塞や脳梗塞を引き起こします．

MEMO

9 関節リウマチを説明しよう

説明できる病態生理

関節リウマチとは，全身の関節に**疼痛**と**腫脹**が現れることによって，関節の可動障害，関節痛，関節炎などを呈する**慢性炎症性疾患**のことです．

1 関節のしくみについて説明しよう！

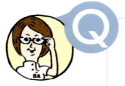
関節はどんな構造と役割をもっていますか？

　四肢関節の役割は，骨と骨を結合させ，うまく可動させることです．とはいえ，骨と骨が直接結合しているわけではありません．骨と骨を結合させているのは**靱帯**と**筋肉**ですが，もう1つ重要な役割を担うのが**関節包（滑膜，線維膜）**と**関節軟骨**です．これらは骨と骨の間に割り込む形で存在し，クッションのような役割を果たします．

　これをイメージするためには，骨と骨の間に風船を入れるところを思い描くとわかりやすいでしょう．風船部分が関節軟骨で，その他の部分が関節滑膜です．ちなみに関節滑膜は，腹膜や胸膜と同様に漿膜です．そして，袋の内側を関節腔と呼び，袋の外側が骨に隣接しています．関節腔のなかには関節液（滑液）という漿液が微量に存在します．なお，この風船の例え話は関節滑膜の構造を理解するための便宜的な考え方で，発生学的に証明されているわけではない点に注意が必要です．

　こうした関節包（滑膜，線維膜）・関節軟骨といったクッションを活用し，靱帯と筋肉で骨と骨を結合させています．

●関節滑膜

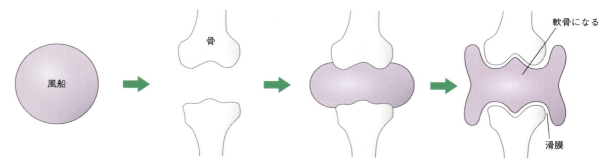

9 関節リウマチを説明しよう

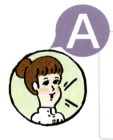

A 関節は，関節包（滑膜，線維膜）と関節軟骨によって構成されており，靱帯と筋肉により骨と骨を結合させるその間のクッションのような存在として役割を果たしています．

マストな用語！
関節軟骨，関節包と靱帯，滑膜，滑液

関節軟骨は，その大部分がコラーゲン，プロテオグリカン，水などによって構成されており，血管，神経，リンパ管などはありません．血管が分布しないことから，一度損傷されると修復されにくい組織です．

関節包は，線維性の結合組織です．この外側に靱帯が存在し，関節の安定性に寄与しています．

滑膜は，関節包の内面を覆う疎性結合組織です．関節腔内にある靱帯や腱などの表面を覆います．

関節液（滑液）は，約80％が高分子のヒアルロン酸で，これは関節の運動を滑らかにする潤滑作用，関節に加わる衝撃をやわらげる緩衝作用，炎症を抑制する作用などが知られています．

2 関節リウマチの病態を説明しよう！

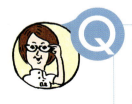

Q 関節リウマチとはどのような状態ですか？

関節リウマチとは，**多発性関節炎を主徴**として，全身の支持組織を複数おかす原因不明の**慢性炎症性疾患**です．全身の複数の関節に疼痛と腫脹が出現するため，関節の可動障害が現れます．主な病変部位となるのは，**関節滑膜（支持組織・結合組織）**です．重症化すると，関節の破壊，変形・固縮が出現し，関節以外の支持組織・結合組織にも病変が現れます．その際は，胸膜炎，血管炎，肺臓炎（肺胞を支持する間質の炎症）がよくみられます．

症状が出現するとき，病変である関節で何が起こっているのかをみてみましょう．

●関節リウマチの症状が出現するまでの流れ

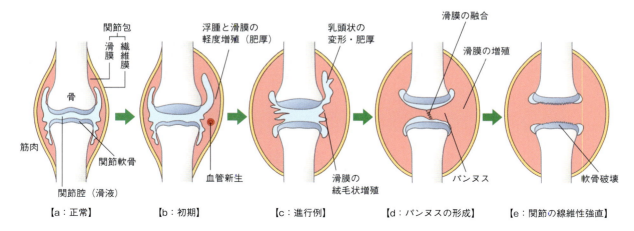

【b：初期】滑膜の微小血管周囲の炎症，滑膜組織内の水分が増えた状態である浮腫，滑膜の軽度増殖（肥厚），といった軽微な変化が始まります．

【c：進行例】滑膜組織が，関節腔へ向かって乳頭状の変形をしながら肥厚していく，滑膜の絨毛状増殖がみられるようになります．この際の滑膜肥厚の主因は，細胞間質での無形基質の増加です．さらに進むと滑膜内には，A細胞とよばれるマクロファージのような細胞と，B細胞とよばれる線維芽細胞のような細胞が増えます．また，全例ではありませんが，滑膜内での肉芽組織の形成や，肥厚した滑膜内でリンパ球が集簇してリンパ濾胞を形成するようになります．

【d：パンヌスの形成】重症化すると，滑膜の増殖があたかも舌を伸ばすように関節腔へ進みます．そして関節軟骨まで進んでパンヌスを形成するのです．パンヌスとは肉芽組織で，いずれは瘢痕化して関節を上下で癒着させ，関節の線維性強直（関節が固定されて動かなくなること）の原因になります．関節軟骨，骨の破壊をも引き起こします．また，進行例では顕微鏡所見でリウマトイド結節が見られます．これは，フィブリン壊死巣のまわりを単球やマクロファージが取り囲んでいて，線維化を伴った肉芽組織です．

マストな用語！
「フィブリン壊死巣」と「フィブリノイド変性」

　フィブリン壊死巣とは，血液の凝固因子であるフィブリンの集塊が，滑膜などの結合組織内に取り込まれて壊死し，器質化したものです．器質化とは，外部から侵入した異物や体内で形成された異物の障害作用を，周囲の組織が融解・吸収・排除をすることができずに，周囲の正常組織から生成される肉芽組織で置換される過程をいいます．フィブリン壊死巣はフィブリノイド変性ともよばれ，多くのアレルギー性疾患や全身性結合組織疾患でみられます．

9 関節リウマチを説明しよう

●リウマトイド結節のイメージ

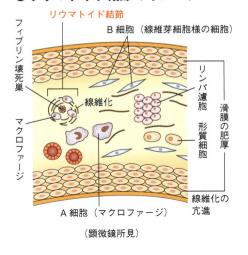

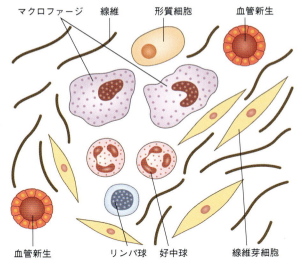

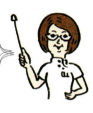

フィブリン壊死巣のまわりを単球やマクロファージが取り囲んでおり，線維化を伴った肉芽組織（リウマトイド結節）となります．

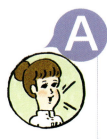

A 関節リウマチは，関節に疼痛や腫脹が現れて可動障害を呈し，重症化すると関節が破壊されたり変形・固縮したりする状態のことです．

代謝・リウマチ性疾患

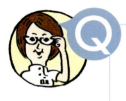

関節リウマチでは，どのような症状が現れますか？

関節リウマチの症状には(1)関節症状と(2)関節以外の症状があります．

■(1)関節症状

①関節の可動障害

発症してまず出現するのが，指・手関節をうまく動かせなくなる，いわゆる「こわばり」です．とくに早朝起床時に指を動かそうとしても力が入らず，物をつかむこと(グリップ)ができなくなります．これが「朝のこわばり」で，タオルや雑巾を絞れないと訴えることが多くあります．この理由は，主病変である関節滑膜内の細胞間質の水分が，夜間睡眠中に増加した結果，早朝起床時には関節が動きにくくなるのです．その後，日中活動をしていくうちに滑膜内の細胞間質の水分が減少して，関節が動きやすくなります．

②関節痛

関節の可動障害と同時に，関節痛も出現します．部位としては，手首関節，中手指節関節(MP)，近位指節間関節(PIP)，遠位指節間関節(DIP)，膝関節，股関節，足首関節，中足指節関節など，大小の関節に好発します．

また，多発性，対称性に起こるのが特徴です．たとえば，左右両側の手首関節が痛む，といったケースが考えられます．

③関節炎

進行すると，痛む関節が腫脹したり発赤が見られたりするようになります．運動制限が常時みられるようになり，こうした関節炎が長く続くと，関節の変形も起こります．

- **白鳥の首(スワンネック)変形**：近位指節間関節の過伸展，遠位指節間関節の屈曲
- **ボタン穴変形**：近位指節間関節の屈曲，遠位指節間関節の過伸展
- **尺側偏位**：手の第2〜5指が中手指節関節において尺側(第5指側)に偏位

●朝のこわばり

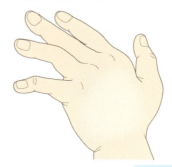

とくに早朝起床時に指を動かそうとしても力が入らず，これ以上握れなくなります．

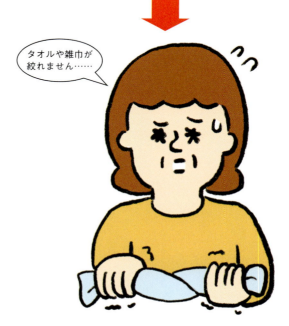

タオルや雑巾が絞れません……

●関節リウマチの代表的な関節の変形

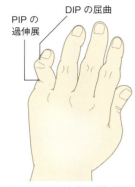

スワンネック（白鳥の首）変形
（swan neck，左第5指）

近位指節間関節（PIP）の
過伸展，遠位指節間関節
（DIP）の過屈曲

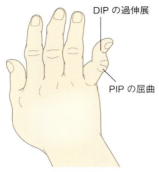

ボタン穴変形
（右第5指）

近位指節間関節（PIP）の
過屈曲，遠位指節間関節
（DIP）の過伸展

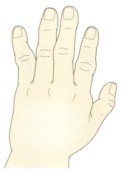
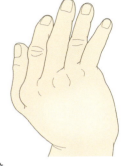

尺側偏位
第2～5指が中手指節関節で第5指側に偏位

■(2) 関節以外の症状

①全身症状

疲れやすい・だるいなどの**全身倦怠感，食欲不振，体重減少**の訴えが多くあります．また，**貧血**が高頻度にみられ，微熱も多くあります．

②皮膚症状

皮下にできる**リウマトイド結節**があります（p93参照）．大きさは小豆大から母指頭大で，部位は肘頭部や前腕尺側部に発症しやすいです．進行すると皮膚は萎縮して薄くなり，テカテカと光って，皮下出血や紫斑が出現しやすくなります．皮下組織は関節滑膜と同様に結合組織であるためです．

③肺病変

間質性肺炎がみられ，進行すると**肺線維症**となります．**胸膜炎**も見られます．肺の間質や胸膜は，関節滑膜と同様に結合組織であるため，関節滑膜にみられたような肉芽性炎症が起こっています．

④心病変

心膜炎が高率にみられますが，無症状の場合が多くあります．心膜は関節滑膜と同様に結合組織であり，心筋炎や弁膜症もみられます．これは，心筋や弁膜にリウマトイド結節に似た肉芽腫病変ができるからです．

⑤脊椎の病変，環椎‐歯状突起亜脱臼

頸椎は，8個の椎骨が関節によってつながっています．この椎骨間の関節が炎症を起こすと，椎骨同士の結合が正常な位置から少しずれる亜脱臼が起こるのです．なかでも多くみられるのが，第1頸椎（環椎）と第2頸椎（軸椎）の間の**環椎‐歯状突起亜脱臼**です．この間は滑膜を有する関節なので，ここにも病変が及びます．

経過としては，まず第1頸椎の横靱帯が壊れ，その結果，第2頸椎の歯状突起が後方へぐらつくことから起こります．第1頸椎は頭蓋底下面と接していることから，頭蓋底の破壊や第1頸椎の破壊などによって第2頸椎の歯状突起が上方に移動することで，頭蓋大孔内に嵌入する垂直亜脱臼が発生します．これによって後頭部神経痛や後頸部痛が出現するほか，ときには生命にかかわることを念頭に置かなければなりません．

●関節リウマチの全身症状

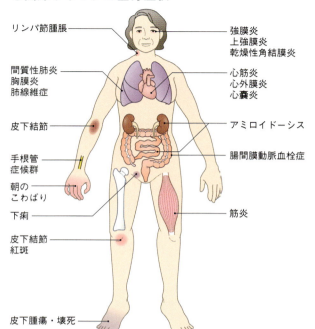

●環椎・歯状突起亜脱臼

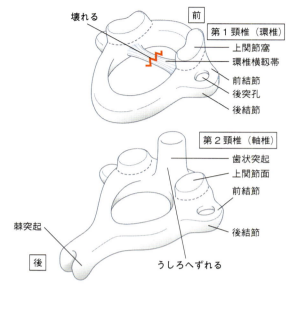

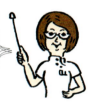

第1頸椎（環椎）と第2頸椎（軸椎）間の，環椎-歯状突起亜脱臼が多くみられます．

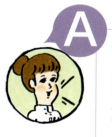

A　関節症状としては可動障害，関節痛，関節炎があり，関節以外の症状としては全身倦怠感，食欲不振，体重減少，リウマトイド結節の出現などのほか，間質性肺炎，心筋炎や弁膜症，脊椎における環椎-歯状突起亜脱臼などが現れます．

甲状腺疾患

LESSON 10 甲状腺機能亢進症を説明しよう

- Q 甲状腺はどんな構造と役割をもっていますか？
- Q 甲状腺ホルモンはどのようにつくられますか？
- Q 甲状腺ホルモンはどのような作用をしますか？
- Q 甲状腺機能亢進症とはどのような状態ですか？
- Q 甲状腺機能亢進症の代表疾患であるバセドウ病とはどのような状態ですか？
- Q バセドウ病では，どのような症状が現れますか？

LESSON 11 甲状腺機能低下症を説明しよう

- Q 甲状腺機能低下症とはどのような状態ですか？
- Q 甲状腺性の甲状腺機能低下症とはどのような状態ですか？
- Q 甲状腺機能低下症では，どのような症状が現れますか？

10 甲状腺機能亢進症を説明しよう

説明できる病態生理

甲状腺機能亢進症とは、**甲状腺ホルモン**が過剰に分泌されて全身に作用し、甲状腺中毒症に陥った状態のことです。甲状腺中毒症を引き起こす疾患の代表例は**バセドウ病**です。

1 甲状腺のしくみについて説明しよう！

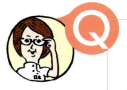

Q 甲状腺はどんな構造と役割をもっていますか？

甲状腺は蝶形の臓器で、頸部前面にあります。蝶の羽にあたる左葉・右葉と、中央部の峡(Isthmus)によって形づくられています。甲状腺はたくさんの小葉でできており、その小葉を構成するのは無数の濾胞で、これは小球状の構造物です。そして、球面の内面を構成する濾胞上皮細胞が、甲状腺ホルモンの材料となる**サイログロブリン**を産生します。サイログロブリンのなかのチロシン（アミノ酸）とヨードを利用して、甲状腺ホルモンはつくられているのです。

さて、この甲状腺ホルモンを産生して血液中に分泌するのが甲状腺の役割です。その前段階として、視床下部からの**甲状腺刺激ホルモン放出ホルモン(TRH)**と、下垂体前葉からの**甲状腺刺激ホルモン(TSH)**の刺激を受けることで、甲状腺は甲状腺ホルモン（サイロキシン：T_4、トリヨードサイロニン：T_3）を産生・分泌しています。甲状腺ホルモンは、成長促進や熱産生促進など多岐にわたる作用を、身体のいたるところで促しているのです。

また、身体の内的状態・精神的状態を制御する中枢である視床下部や下垂体の内分泌機能は、ヒトの生命活動にとって欠かせない存在といえます。

マストな用語！
サイログロブリン

甲状腺に固有の糖タンパク質で、甲状腺ホルモンの前駆物質を含有しています。通常、甲状腺の濾胞腔内にコロイドとして貯蔵されています。

10 甲状腺機能亢進症を説明しよう

●甲状腺の構造と役割

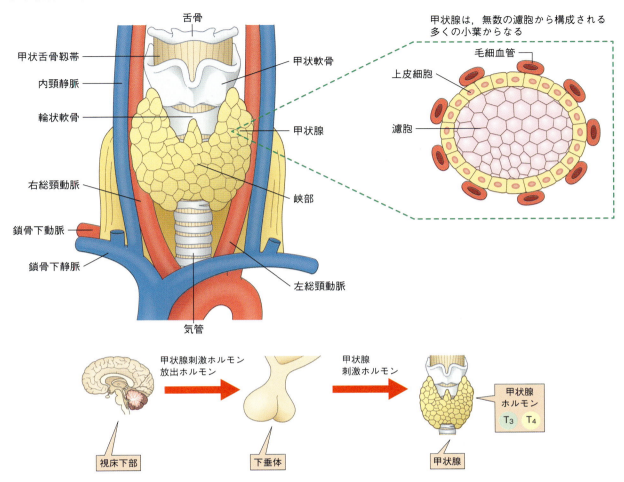

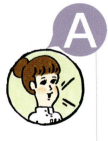

A 甲状腺は，頸部前面にある蝶形の臓器です．視床下部，下垂体前葉からの刺激を受けることで甲状腺ホルモンを産生し，それを血液中に分泌することで，成長促進や熱産生促進など，全身にさまざまな作用を促します．

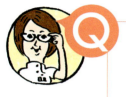

Q 甲状腺ホルモンはどのようにつくられますか？

甲状腺の濾胞上皮細胞は，2種類の甲状腺ホルモンを産生・分泌します．それが，**サイロキシン**（thyroxine：T_4）と，**トリヨードサイロニン**（triiodothyronine：T_3）です．

■甲状腺ホルモンの誕生

甲状腺ホルモンが誕生するにあたっては，まず甲状腺の濾胞上皮細胞がサイログロブリンを産生することから始まります．そして次に，そのサイログロブリンのなかのチロシン（アミノ酸の一種で，正確にはここではチロシン残基として存在）に対して，**ヨード（ヨウ素）**が結合し，ヨード化します．ヨードが1個結合したチロシンをmonoiodtyrosine（**MIT**）とよび，ヨードが2個結合したチロシンをdiodtyrosine（**DIT**）とよびます．そして，これらのヨードチロシンの2分子が結合したものが甲状腺ホルモンです．すなわち，2つのDITが結合するとT_4が生まれ，1つのMITと1つのDITが結合するとT_3が生まれる，ということを意味します．

「T_4」や「T_3」という表記の「4」や「3」は，それぞれの甲状腺ホルモン中のヨードの数を示しているのですね．

このように，ヨードチロシンの2分子が結合して甲状腺ホルモンができあがる過程を「**縮合**」と呼びます．

■甲状腺ホルモンの循環・作用発揮

これらの甲状腺ホルモンが血中でどのように存在しているか，その特性も交えてみてみましょう．T_4とT_3は血中に分泌されると，サイロキシン結合グロブリン（thyroxine binding globulin：TBG）や，アルブミンなどのタンパクからの結合を受けます．これによって，血中の甲状腺ホルモンのほとんどが，タンパクと結合した大きな分子として存在することになります．タンパクとは結合しない遊離の型で存在・循環している甲状腺ホルモンの割合は，T_4は約0.02％，T_3は約0.3％です．

さて，甲状腺ホルモンが標的細胞（甲状腺ホルモン受容体を

●甲状腺ホルモンの合成と分泌

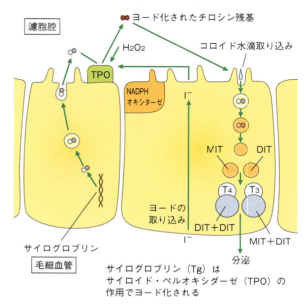

サイログロブリン（Tg）はサイロイド・ペルオキシダーゼ（TPO）の作用でヨード化される

有した細胞）に取り込まれて本来の作用を発揮するためには，この遊離型でなければなりません．言い換えれば，遊離型は即戦力型とも言えますが，ただし遊離型は腎臓から排泄されやすいという性質ももっています．

これに対して，タンパクと結合した型の甲状腺ホルモンは腎臓につかまることはないため，つまり予備戦力型・貯蔵型といえるでしょう．血中にタンパク結合型の甲状腺ホルモンが多量に存在するということは，血中そのものが甲状腺ホルモンの巨大なプールになっているともいえます．この仕組みをうまく活用し，遊離型甲状腺ホルモンが細胞に取り込まれてその濃度が低下すると，タンパク結合型甲状腺ホルモンがタンパクから分離して，遊離型甲状腺ホルモンができるようになっているのです．

10 甲状腺機能亢進症を説明しよう

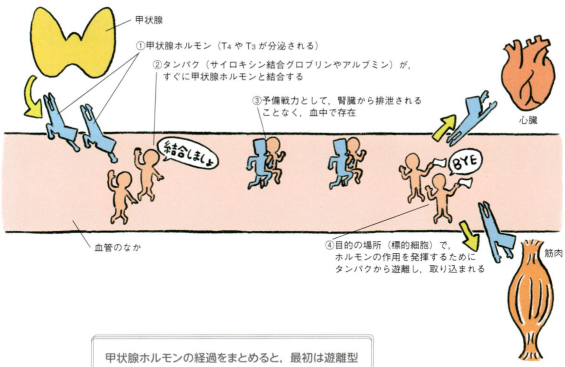

① 甲状腺ホルモン（T_4やT_3が分泌される）
② タンパク（サイロキシン結合グロブリンやアルブミン）が，すぐに甲状腺ホルモンと結合する
③ 予備戦力として，腎臓から排泄されることなく，血中で存在
④ 目的の場所（標的細胞）で，ホルモンの作用を発揮するためにタンパクから遊離し，取り込まれる

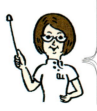

甲状腺ホルモンの経過をまとめると，最初は遊離型としてつくられますが，分泌と同時にタンパクの結合を受け，必要に応じてタンパクがとれて，遊離型となって標的細胞に取り込まれ，その作用を発揮する，ということになります．
なお，甲状腺ホルモンは大半がT_4の形で分泌されますが，T_4は末梢組織でT_3に変換されて作用を発揮します．T_3はT_4より強い作用を発現できます！

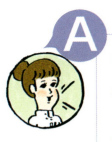

A 甲状腺の濾胞上皮細胞がサイログロブリンを産生し，それを材料にしてサイロキシン（T_4）とトリヨードサイロニン（T_3）という2つの甲状腺ホルモンがつくられます．これを縮合といいます．多くの甲状腺ホルモンは血中に分泌されるとすぐにタンパクと結合して存在しますが，必要に応じてタンパクがとれて，標的細胞に取り込まれて作用を発揮します．

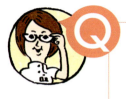
Q 甲状腺ホルモンはどのような作用をしますか？

①成長促進
身体（筋骨格系）の成長を促し，中枢神経系の発達に不可欠な役割を果たします．もし乳幼児期に甲状腺ホルモンが欠乏すると，発育低下やクレチニズムという小人症を呈し，知能発達遅延も起こります．

②熱産生促進
エネルギー代謝を亢進させる，基礎代謝（安静時の個体全体の酸素消費）を高める，体温を上昇させる，といった役割を果たします．

③心機能亢進
心拍数や心筋収縮力を亢進させ，心拍出量を増加させます．

④脂質代謝亢進
コレステロールの代謝を促進するとともに，貯蔵型脂質の分解を促進するために血中の遊離脂肪酸を増加させることで，脂質の代謝を亢進させます．

⑤糖質代謝亢進
糖質の代謝を促進するとともに，グリコーゲンの分解も促進して糖新生を促進します．

⑥神経系の賦活化
神経系の活動を活発化させ，腱反射を亢進します．思考速度も増加させます．

⑦消化管の賦活化
消化管の蠕動運動や，消化液の分泌を亢進させます．そのため，過剰な甲状腺ホルモンは下痢を引き起こします．また，消化管からの食物の吸収を促進します．

⑧筋肉の賦活化
筋肉の活力（収縮・弛緩力）を増強すると考えられており，欠乏時は筋肉の反応が緩慢になります．

⑨体重減少
一般に，甲状腺ホルモンの増加は体重減少につながり，逆に甲状腺ホルモンの減少は体重増加につながります．

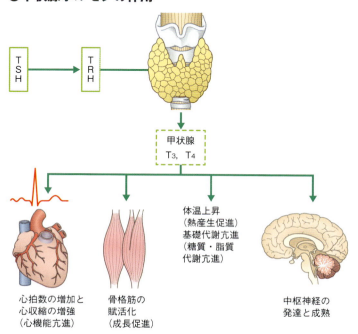

●甲状腺ホルモンの作用

10 甲状腺機能亢進症を説明しよう

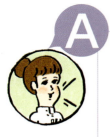

主な作用として，①成長促進，②熱産生促進，③心機能亢進，④脂質代謝亢進，⑤糖質代謝亢進，⑥神経系の賦活化，⑦消化管の賦活化，⑧筋肉の賦活化，⑨体重減少などがあります．

マストな用語！
ホルモンのフィードバック

甲状腺ホルモンの分泌の調節は，「視床下部―下垂体前葉―下位の内分泌腺―下位内分泌腺のホルモンのフィードバック機構」によって行われています．

甲状腺ホルモンの，最高位の分泌調節部位は視床下部です．ここから甲状腺刺激ホルモン放出ホルモン（TRH）を分泌し，下垂体からの甲状腺刺激ホルモン（TSH）分泌を促進します．それを受けてTSHは，甲状腺からのT_4とT_3分泌を促進するのです．

そして，過剰なT_4とT_3の存在は，TRHやTSHの分泌を抑制するように，視床下部や下垂体へのフィードバックがはたらきます．

●甲状腺ホルモンの分泌調整

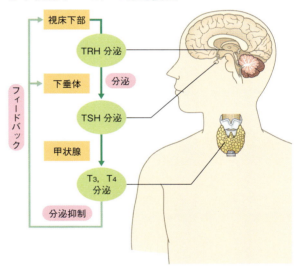

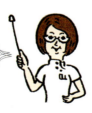

ホルモンのフィードバック機構には，ホルモンの分泌を抑制するネガティブフィードバック（負のフィードバック）と，ホルモンの分泌を亢進するポジティブフィードバック（正のフィードバック）の2種類があります．

2 甲状腺機能亢進症の病態を説明しよう！

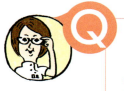

Q 甲状腺機能亢進症とはどのような状態ですか？

甲状腺機能亢進症を引き起こす病態は数多くありますが，それを大きく分けると以下の3つとなります．

① 甲状腺ホルモン産生亢進による過剰な甲状腺ホルモンが，下垂体前葉に対してネガティブフィードバックをかけた結果，下垂体前葉からのTSHの分泌が抑制された群
② 甲状腺の破壊などで甲状腺ホルモンが血液中にあふれ出し，それが下垂体前葉に対してネガティブフィードバックをかけ，TSHの分泌が抑制された群
③ 下垂体前葉の機能が亢進してTSHを多く産生・分泌した結果，その過剰なTSHによって甲状腺ホルモンが過剰に産生するようになった群

なお，甲状腺機能亢進症を引き起こす疾患のなかでは，**バセドウ病**が最も多く88％です．以下，亜急性甲状腺炎6％，無痛性甲状腺炎5％，プランマー病1％となっています．

したがって，甲状腺中毒症・甲状腺機能亢進症≒バセドウ病といっても過言ではありません．こうしたバセドウ病や機能性甲状腺腺種のように，甲状腺自体の機能亢進があって能動的な病態を，甲状腺機能亢進と称します．

●甲状腺機能亢進症を引き起こす病態

①甲状腺の甲状腺ホルモン産生亢進＋下垂体前葉からのTSHの分泌抑制	1）バセドウ病 2）中毒性多発性結節性甲状腺腫 3）プランマー病 4）ヨードバセドウ（病） 5）トロホブラスト腫瘍
②甲状腺の破壊などで甲状腺ホルモンが血液中にあふれ出す＋下垂体前葉からのTSHの分泌抑制	1）亜急性甲状腺炎 2）無痛性甲状腺炎 3）外因性甲状腺機能亢進症 4）異所性甲状腺炎
③下垂体前葉からのTSHの分泌亢進（下垂体機能亢進）	1）TSH産生腫瘍 2）下垂体性甲状腺ホルモン不応症 3）TRH産生腫瘍 4）全身性甲状腺ホルモン不応症

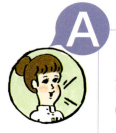

A 甲状腺機能亢進症とは，甲状腺ホルモンが過剰に分泌されて全身の標的細胞に結合し，その作用から甲状腺中毒症を引き起こした状態のことです．

10 甲状腺機能亢進症を説明しよう

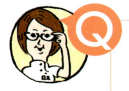

Q 甲状腺機能亢進症の代表疾患であるバセドウ病とはどのような状態ですか？

バセドウ病は**自己免疫疾患**です．病変となる場は甲状腺のみとなります．作用の流れを追うと，以下のようになります．

まず，なんらかの原因で甲状腺に対する自己抗体が出現します．自己抗体は**抗TSH受容体抗体**（TSH receptor antibody：**TRAb**）といいます．

これが甲状腺細胞膜表面にあるTSH受容体へ結合すると，あたかも通常と同様，下垂体のTSHから刺激されたかのように甲状腺ホルモン（遊離型のT_4やT_3）を産生し続けるのです．

その結果，血中には甲状腺ホルモンが増加し，その作用を標的細胞に対して過剰に発揮します．これが甲状腺機能亢進症を起こした状態です．

なお，バセドウ病は女性に多く，30～50歳代に好発します．

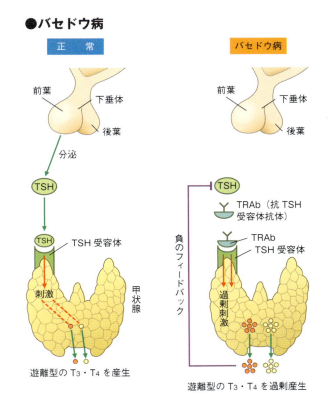

●バセドウ病

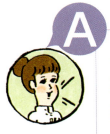

A
バセドウ病とは，なんらかの原因で甲状腺に対する自己抗体が現れ，この自己抗体が甲状腺ホルモンを産生し続けるように促し，甲状腺ホルモンの作用が過剰に発揮された状態です．

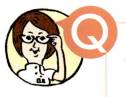
バセドウ病では,どのような症状が現れますか?

バセドウ病では,びまん性甲状腺腫,頻脈,眼球突出が現れ,これらを**メルゼブルグの3徴**といいます.

このほかにも,多汗・皮膚湿潤,るいそう(やせ),下痢(排便回数増加),筋脱力,毛髪の皮薄化,月経過小,呼吸苦,手指および舌の振戦,精神不安定・神経質(イライラ感),注意力散漫,記憶力低下などの症状が出現します.

甲状腺腫はTRAbが甲状腺を持続的に刺激するため,また,眼球突出はなんらかの自己抗体が関与しているためと推察されています.

ときに,前頸骨浮腫が出現したり,ばち状指と肥厚性骨関節変化を特徴とする甲状腺手指先端変化が出現したりします.前頸骨浮腫,眼球突出,甲状腺手指先端変化が同時に出現した場合は,MPO(myxedema + proptosis + osteoarthropathy)症候群とよびます.

筋脱力は,近位筋優位で対称性に起こることが多く,しばしば四肢麻痺となり,会談の昇降ができなくなるプランマー徴候を呈します.

●バセドウ病の症状

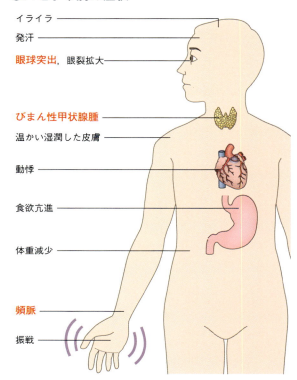

イライラ
発汗
眼球突出,眼裂拡大
びまん性甲状腺腫
温かい湿潤した皮膚
動悸
食欲亢進
体重減少
頻脈
振戦

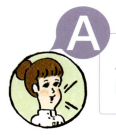

メルゼブルグの3徴とよばれる,びまん性甲状腺腫,頻脈,眼球突出が現れます.

10 甲状腺機能亢進症を説明しよう

知識をリンク!……眼球突出の原因とその症状

眼球突出の原因には，①甲状腺ホルモン過剰の直接効果，②眼窩内浸潤性病変（外眼筋の肥大）によるものの2つがあります．

①の場合，症状は軽度ですが，眼球突出のほか，眼裂の拡大，眼球運動に伴う眼瞼の遅れ，眼の輝きの増加がみられます．

②の場合ですが，外眼筋の浮腫，外眼筋への細胞浸潤による腫脹で，バセドウ病の病因と深くかかわっていると考えられます．眼窩内の脂肪組織にも細胞浸潤があり，脂肪組織全体が浮腫状となります．また，外眼筋の肥大によって眼球運動が障害される結果，複視が出現します．

いずれにせよ眼球突出は，結膜や角膜の過剰露出をまねき，結膜の充血，浮腫を引き起こします．

また，眼球突出がなくとも，その前段階ともいえる上結膜白目の露出（フォン・グレーフェ徴候）や，眼球輻輳運動（寄り目運動）の障害（メビウス徴候）が出現します．

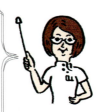

甲状腺機能亢進症は，比較的女性に多い疾患です．代謝が亢進しすぎることで，身体の臓器が常にフル回転で活動しています．そのため，いつも疲れたような状態になります．また，眼球突出や痩せ，振戦，発汗など，見た目にも症状が現れるため，患者さんの心理的な側面にも配慮した援助を心がけましょう．

11 甲状腺機能低下症を説明しよう

説明できる病態生理

甲状腺機能低下症とは，なんらかの原因によって，血中の**甲状腺ホルモンが減少したり作用が発揮されなかったり**した結果，**代謝の低下**や**粘液水腫の出現**などが起こる状態のことです．

1 甲状腺機能低下症の病態を説明しよう！

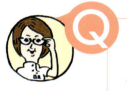

Q 甲状腺機能低下症とはどのような状態ですか？

甲状腺機能低下症とは，血中の**遊離型甲状腺ホルモン**（T_4・T_3）が減少したり，身体の組織が甲状腺ホルモンに反応しなかったりと，甲状腺ホルモンがその作用を十分に発揮できない状態が原因となって起こる疾患です．通常，甲状腺機能低下症とは，甲状腺ホルモンの欠乏によるものを指します．一方，身体の組織がその甲状腺ホルモンに反応しないものに甲状腺ホルモン不応症ともよばれ，きわめてまれです．

甲状腺機能低下症は，障害の発症部位でみると，

①**甲状腺性**
②**視床下部性・下垂体性**
③**末梢性甲状腺機能低下症**

の3つに分類することができます．なお，甲状腺ホルモンの欠乏による甲状腺機能低下症は，一般に成人女性に多い疾患です．代謝が低下し，組織間質に**ムコ多糖類**が沈着して粘液水腫が出現するのですが，これらによってさまざまな症状が派生的に出現してきます．

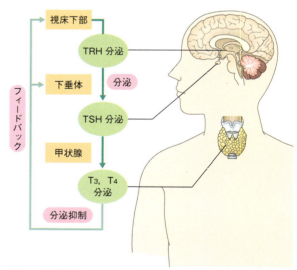

TRH：甲状腺刺激ホルモン放出ホルモン
TSH：甲状腺刺激ホルモン

11 甲状腺機能低下症を説明しよう

●甲状腺機能低下症の原因

① 甲状腺性（原発性）	〈後天性〉 ◆自己免疫による慢性甲状腺炎（広義の橋本病） 　・甲状腺腫大のある慢性甲状腺炎（狭義の橋本病） 　・萎縮性甲状腺炎（特発性粘液水腫） ◆医原性：放射線，手術 ◆正常機能（あるいはほぼ正常機能）の甲状腺がなんらかの要因で抑制：ヨード欠乏，ヨード過剰，薬剤 〈先天性〉 ◆甲状腺の発生異常（甲状腺の無形成，低形成，異所性甲状腺） ◆甲状腺ホルモンの合成障害（酸素欠損症，サイログロブリン合成障害）
② 視床下部性・下垂体性	〈視床下部性（三次性）〉 視床下部の障害によって，甲状腺刺激ホルモン放出ホルモン（TRH）の合成・分泌障害が起こり，その結果，下垂体の甲状腺刺激ホルモン（TSH）合成・分泌が低下し，三次性に甲状腺の機能が低下する．原因としてはたとえば， ◆視床下部腫瘍 ◆浸潤性病変（サルコイドーシスなど） ◆放射線照射 ◆TRH単独欠損症 〈下垂体性（二次性）〉 下垂体自身の障害によって，下垂体でのTSHの合成・分泌が低下し，二次性に甲状腺の機能が低下する．原因としてはたとえば， ◆下垂体腫瘍 ◆下垂体の手術・放射線照射 ◆特発性下垂体機能低下症・シーハン症候群 ◆TSH単独欠損症
③ 末梢性甲状腺機能低下症	甲状腺ホルモン受容体の異常のため，正常につくられて分泌された甲状腺ホルモンが，その作用を発揮できないことで起こる甲状腺機能低下症 ◆甲状腺ホルモン不応症 ◆レフェトフ（Refetoff）症候群

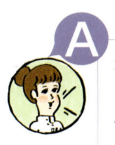

A なんらかの原因によって，血中の甲状腺ホルモンが減少したり作用が発揮されなかったりした結果，代謝の低下や粘液水腫の出現などが起こる状態のことです．

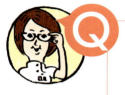

甲状腺性の甲状腺機能低下症とはどのような状態ですか？

頻度が最も多い代表例は，自己免疫学的機序による**慢性甲状腺炎**（**橋本病**）で，これには①甲状腺腫大のあるものと，②甲状腺腫大のないもの（**萎縮性甲状腺炎／特発性粘液水腫**）があります．

①甲状腺腫大のあるものでは，なんらかの原因で甲状腺に対する自己抗体が出現します（抗サイログロブリン抗体，抗ミクロソーム抗体）．この自己抗体が直接の原因なのかは不明ですが，その後，甲状腺にリンパ球を中心とした炎症細胞浸潤が起こり，リンパ濾胞まで形成されるのです．

ほかにも，甲状腺濾胞上皮細胞の変性，甲状腺間質・結合組織の増生が起こり，徐々に甲状腺予備能が低下して，甲状腺機能低下症へといたります．

②甲状腺腫大のないものでは，**TSHブロッキング抗体**が出現します．このブロッキング抗体が，本来のTSHの代わりに甲状腺のTSH受容体へと結合し，TSHの作用発揮を阻むのです．

この結果，甲状腺はTSHの刺激を受けられなくなるのですが，これはバセドウ病（甲状腺機能亢進症）において出現する抗TSH受容体抗体が甲状腺ホルモンを産生し続けて作用が過剰に発揮される現象と，対照的だといえるでしょう．

●橋本病の病態生理

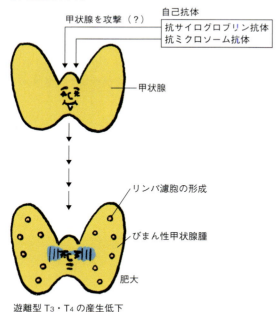

11 甲状腺機能低下症を説明しよう

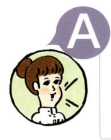

慢性甲状腺炎を伴い，甲状腺がなんらかの原因によって正常な機能を働かせることができずにいる状態のことです．甲状腺腫大のあるものとないものがあります．

甲状腺機能低下症では，どのような症状が現れますか？

新陳代謝の低下による症状としては，精神活動の低下し，無気力，動作緩慢，寒がりがみられます．また，皮膚・毛髪の乾燥，頭髪・眉毛の脱毛も見られます．そのほかに，消化管の運動低下，便秘，しびれ感，筋肉痛，筋肉けいれん（こむら返り），アキレス腱反射の弛緩延長があります．

なお，幼児の甲状腺機能低下症では，クレチン症となり低身長，知能低下，骨年齢低下を呈します．
一方，粘液水腫様物質浸潤による症状としては，圧痕を残さない四肢の浮腫（粘液水腫），眼瞼浮腫，舌肥大（ときには巨大舌）と言語緩徐，声帯浮腫による嗄声，体重増加などがみられます．

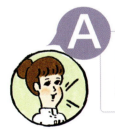

甲状腺ホルモン欠乏による新陳代謝の低下と，粘液水腫様物質浸潤によるさまざまな症状がみられます．

知識をリンク！……甲状腺機能亢進症と低下症の自覚症状

甲状腺機能亢進症	甲状腺機能低下症
・易疲労感，全身倦怠感 ・暑がり ・多汗 ・食欲亢進，体重減少 ・神経過敏，不眠 ・動悸，頻脈	・脱力感，易疲労感 ・寒がり ・発汗減少，皮膚の乾燥 ・食欲低下，体重増加 ・精神活動低下，動作緩慢 ・言葉のもつれ ・徐脈，浮腫，脱毛

MEMO

血液疾患

LESSON 12 貧血を説明しよう

- Q 血液はどのような成分からできていますか？
- Q 鉄は体内でどのように蓄えられていますか？
- Q 赤血球はどのようなはたらきをしますか？
- Q 貧血はどのようなときに生じますか？
- Q 貧血ではどのような症状がみられますか？
- Q 鉄欠乏性貧血はどんな原因で生じ，どんな症状がみられますか？
- Q 巨赤芽球性貧血はどんな原因で生じ，どんな症状がみられますか？
- Q 再生不良性貧血はどんな原因で生じ，どんな症状がみられますか？
- Q 溶血性貧血はどんな原因で生じ，どんな症状がみられますか？

LESSON 13 白血病を説明しよう

- Q 白血病とはどのような状態ですか？
- Q 急性白血病とはどのような状態ですか？
- Q 急性白血病では，どのような検査所見や症状が現れますか？
- Q 慢性骨髄性白血病とはどのような状態ですか？
- Q 慢性骨髄性白血病では，どのような検査所見や症状が現れますか？
- Q 慢性骨髄性白血病が，急性転化するのはどんなときですか？

12 貧血を説明しよう

説明できる病態生理

貧血とは，赤血球数が減少し，**ヘモグロビン濃度が男性で13g/dL以下**，**女性で12g/dL以下**に低下した状態をいいます．

1 血液の成分とはたらきについて説明しよう！

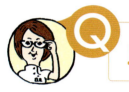

Q 血液はどのような成分からできていますか？

通常，採血した血液は時間が経過すると凝固するため，採血管には抗凝固薬が入っています．この採血管に採取した血液を遠心分離すると，下層に赤い細胞成分，上層に黄色い透明な液体成分と，二層に分かれます．

この細胞成分は「**血球**」，液体成分は「**血漿**」といいます．

血球のうち多くを占めるのが**赤血球**で，ほかには，**白血球**，**血小板**があります．

赤血球は**ヘモグロビン**をもち，**酸素を運搬**します．白血球は，さらに顆粒球，単球，リンパ球といった種類に分かれ，いずれも細菌や異物の貪食など，**生体防御機能**をもちます．血小板は，血管が損傷した場合に凝集して血栓を形成する，**止血機能**をもちます．

血漿は，水分，電解質，糖質，脂質，タンパク質を含んでいます．タンパク質には，凝固因子，アルブミン，免疫グロブリンが含まれます．

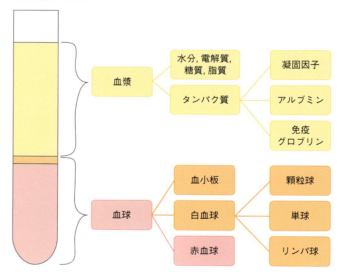

■血液の成分

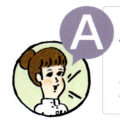

A 血液は血球と血漿に分かれ，血球は赤血球，白血球，血小板からなります．血漿には，凝固因子，アルブミン，免疫グロブリンなどが含まれています．

12 貧血を説明しよう

血球の分化・成熟

造血は，胎児期は肝臓や脾臓で行われ，成人では骨髄で行われます．

赤血球・白血球・血小板はすべて，造血幹細胞という1種類の細胞から分化・成熟していきます．

赤血球は，腎臓で産生されるエリスロポエチンによって産生が促進されます．赤血球の寿命は約120日で，やがて脾臓でマクロファージに貪食されます．

■血球の分化

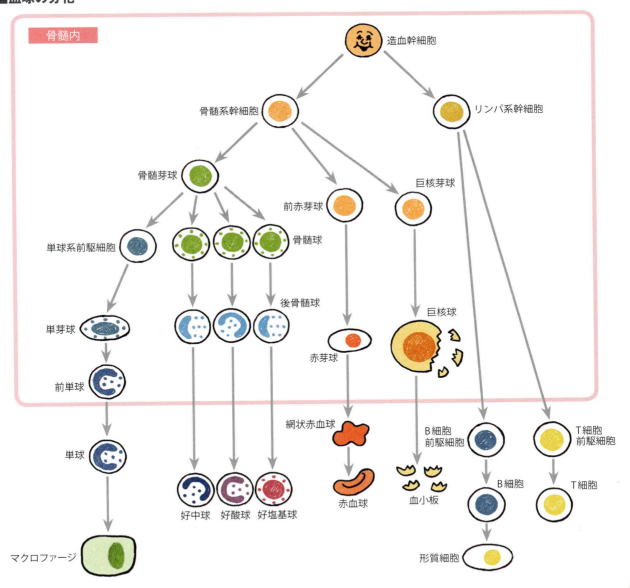

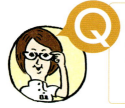
Q 鉄は体内でどのように蓄えられていますか？

赤血球中のヘモグロビン（血色素）は，鉄からできている「ヘム」とタンパク質である「グロビン」によって構成されます．そのため，ヘモグロビンの合成には鉄が不可欠なのです．

体内の鉄は，ヘモグロビンに含まれるほか，「フェリチン」というかたちで，細胞内に貯蔵されているものと，「トランスフェリン」というかたちで血液中を移動しているものとがあります．

食物中の鉄は，小腸粘膜から吸収されます．一部は細胞粘膜内にフェリチンとしてとどまり，残りはトランスフェリンとなって血流に乗り移動します．

鉄を必要としている細胞は，その細胞膜にトランスフェリン受容体を発現させ，血流に乗って移動してきたトランスフェリンと結合します．

赤血球が古くなり脾臓でマクロファージに貪食されると，ヘモグロビンに含まれる鉄が取り出され，フェリチンとして貯蔵されます．貯蔵された鉄はやがて放出されてトランスフェリンとなり，血流に乗って骨髄へ移動し，再び赤血球に取り込まれます．

鉄は失血以外では排泄されず，このようにして体内をめぐっています．

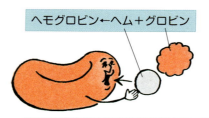

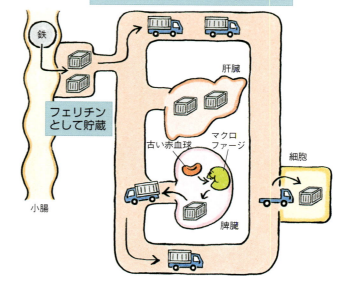

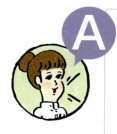
A 体内の鉄は，ヘモグロビンに含まれるほか，フェリチンとなって細胞内に貯蔵されたり，トランスフェリンとして血液中を移動したりしながら，体内をめぐっています．

12 貧血を説明しよう

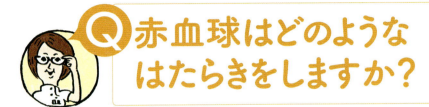

Q 赤血球はどのようなはたらきをしますか？

赤血球は，「造血幹細胞」が分化して「赤芽球」などを経て形成されていきます(p115参照)．赤芽球は，骨髄で血液中のトランスフェリンから鉄を取り込み，ヘモグロビンを合成します．このとき，鉄の量が増えるほど，赤芽球の細胞質は赤くなっていきます．やがて，細胞の核がなくなり，赤血球となります．

赤血球のヘモグロビンは肺で酸素を受け取り，末梢の細胞まで酸素を運搬するという，生体にとって不可欠な役割を担っています．

ヘモグロビンは，**酸素濃度の高いところでは酸素と結合し，酸素濃度の低いところでは酸素を手放す**性質があります．これにより，酸素を肺から末梢の細胞へと運搬しています．

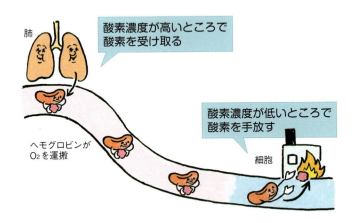

A 赤血球のヘモグロビンは肺で酸素を受け取り，末梢の細胞まで運搬します．

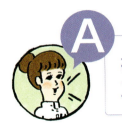

マストな用語！
酸素飽和度（SO₂）

血液中でどのくらいの酸素がヘモグロビンと結合しているかを表す割合を「**酸素飽和度（SO₂; oxygen saturation）オキシゲン サチュレーション**」といいます．

動脈血（arterial）アーテリアルの酸素飽和度は「**動脈血酸素飽和度（SaO₂）**」といい，動脈血採血を行って測定します．パルスオキシメーター（plus oximeter）を使って測定するのは「**経皮的動脈血酸素飽和度（SpO₂）**」です．

パルスオキシメーターは，酸素と結合したヘモグロビン（酸素化ヘモグロビン）と，酸素を手放したヘモグロビン（還元ヘモグロビン）の，光の透過率の違いを利用しています．採血を行わないため非侵襲的ですぐに測定でき，動脈血酸素飽和度と近い値が得られます．

> どのくらいの酸素がヘモグロビンと結合しているか = SO₂

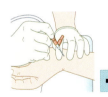 ➡ SaO₂ 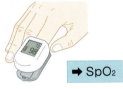 ➡ SpO₂

血液疾患 117

2 貧血の病態を説明しよう！

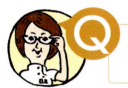

Q 貧血はどのようなときに生じますか？

　貧血とは，赤血球が減少し，ヘモグロビン濃度が男性で13g/dL以下，女性で12g/dL以下に低下した状態をいいます（WHOの基準）．

　赤血球が減少するのにはさまざまな原因がありますが，大きく分けると，①血球の材料不足，②造血障害，③赤血球破壊亢進（赤血球寿命短縮），④出血の4つがあげられます．

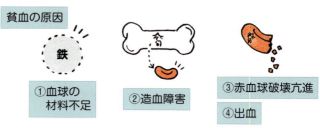

■①血球の材料不足

　代表例は「**鉄欠乏性貧血**」です．ヘモグロビンを作るために不可欠な鉄が不足するために起こります．

　また，造血の調整のために重要な**ビタミンB₁₂**や**葉酸**の不足で応じる「**巨赤芽球性貧血**」もあります．

■②造血障害

　代表例は，「**再生不良性貧血**」です．血球のもとになる造血幹細胞の障害により，正常に血球が作れないために生じる貧血です．多くの場合は，**赤血球・白血球・血小板のすべてが減少する**「**汎血球減少症**」をきたします．

　造血幹細胞自体の障害以外には，白血病や，がんの骨髄転移など，骨髄が異常な細胞に占拠され，正常な造血幹細胞が排除されることによって血球が作れなくなる場合もあります．

■③赤血球破壊亢進（赤血球寿命短縮）

　赤血球自身の異常もしくは赤血球をとりまく環境の異常により，赤血球の寿命が短くなり，破壊されてしまうことがあります．これを，「**溶血**」といいます．

　赤血球自身の異常をきたすのは，「遺伝性球状赤血球症（HS）」などがあります．

　赤血球をとりまく環境の異常としては，「自己免疫性溶血性貧血」や，人工弁や人工血管といった血管内異物などがあげられます．

■④出血

　代表例は胃・十二指腸潰瘍などの消化管疾患や，子宮筋腫など婦人科系疾患にともなう出血です．

　微量の出血が長期間にわたり続いた場合は，鉄欠乏性貧血となります．

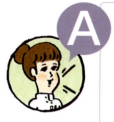

A 貧血の原因には大きく分けて，①血球の材料不足，②造血障害，③赤血球破壊亢進（赤血球寿命短縮），④出血の4つがあります．

HS：hereditary spherocytosis，遺伝性球状赤血球症

12 貧血を説明しよう

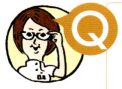

Q 貧血ではどのような症状がみられますか？

　赤血球中のヘモグロビンは，全身に酸素を運搬するという重要な役割を持っていることを説明しました．つまり，貧血でヘモグロビンが減少してしまうと，全身で酸素が不足してしまうわけです．

　これにともない，貧血では，**①酸素欠乏による症状**と，**②代償機構による症状**が現れます．

■①酸素欠乏による症状

　全身の酸素欠乏により，**全身倦怠感，易疲労感，頭痛，息切れ，食欲不振**などがみられます．

　また，ヘモグロビンの減少により，**眼瞼結膜・口腔粘膜・爪の蒼白，さじ状爪**などがみられます．

■②代償機構による症状

　代償機構とは，ヘモグロビンの減少により酸素が不足しているのを，心臓や肺が補おうとすることです．つまり，心拍数や心拍出量，呼吸数が増加し，**動悸，息切れ**が生じます．

　重篤化すると，心不全をきたし，下肢の浮腫や息切れの増長がみられます．

　ただし，貧血の進行が非常にゆっくりである場合は，身体が低酸素状態に慣れていくため，貧血が重度になるまで自覚症状がみられないことがあります．

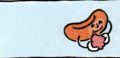

ヘモグロビンが減少→全身で酸素不足

①酸素欠乏による症状
・全身倦怠感
・易疲労感
・頭痛
・息切れ
・食欲不振

②代償による症状
（動悸，息切れ）

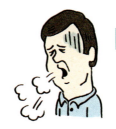

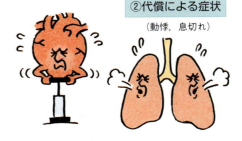

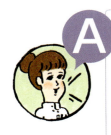

A 酸素欠乏による症状として，全身倦怠感，易疲労感，頭痛，息切れ，食欲不振や，眼瞼結膜などの蒼白，さじ状爪などがみられます．また，酸素欠乏の代償として，動悸，息切れなどがみられます．

血液疾患

3 貧血の種類を説明しよう!

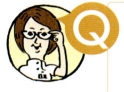

Q 鉄欠乏性貧血はどんな原因で生じ，どんな症状がみられますか？

鉄欠乏性貧血は，なんらかの原因で鉄が不足し，ヘモグロビンの合成が低下した状態です．多くの場合，慢性の出血が原因となります．

ただし，出血＝鉄欠乏性貧血ではありません．鉄欠乏性貧血を引き起こす出血とは，食物からの鉄分補給を上回る，ジワジワとした長期にわたる出血です．

たとえば，**胃・十二指腸潰瘍**などの消化管疾患や，**子宮筋腫などの婦人科疾患**による出血があります．**がん**など，さまざまな疾患が原因となるため，原因疾患をきちんと検査し，治療することが重要です．

ほかにも，鉄の需要増大や，供給不足によっても生じます．鉄の需要増大では，**月経**，**妊娠・出産**などがあり，供給不足では，偏食・節食や，胃切除による吸収不良などです．

症状は，貧血一般症状のほか，長期にわたると，**さじ状爪**や**心雑音**もみられます．

また，長期間の鉄欠乏により，**舌炎**，**口角炎**，**嚥下障害**や，**異食症（氷食症）** がみられることもあります．

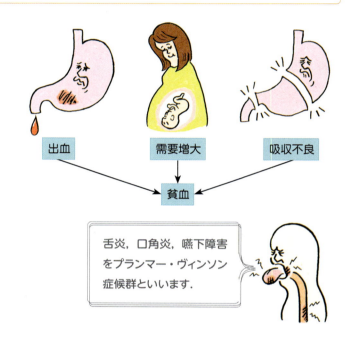

出血　需要増大　吸収不良
→ 貧血

舌炎，口角炎，嚥下障害をプランマー・ヴィンソン症候群といいます．

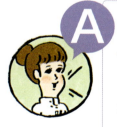

A 鉄欠乏性貧血は，慢性の出血や鉄の需要増大・供給不足によって生じます．貧血一般の症状のほか，さじ状爪，舌炎，口角炎，嚥下障害，異食症などの症状がみられます．

12 貧血を説明しよう

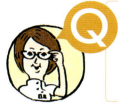

Q 巨赤芽球性貧血はどんな原因で生じ，どんな症状がみられますか？

赤血球系の幼若な細胞である赤芽球が，大きくなり，DNA合成が障害された状態の「巨赤芽球」となってしまうために生じる貧血です．

巨赤芽球が出現する原因としては，細胞のDNA合成に必要な**ビタミンB12や葉酸の不足**があげられます．

ビタミンB12は体内で合成することはできないため，外から取り入れるしかありません．そしてビタミンB12は，**胃の壁細胞で作られる「内因子」**と結合し，回腸で吸収されます．

そのためビタミンB12は，摂取不足のほか，こうした吸収過程が阻害されることによっても不足します．たとえば，慢性萎縮性胃炎による胃壁細胞の障害，**胃切除**，H₂拮抗薬の服用，また，回腸の病変などです．

ビタミンB12は体内のほとんどの細胞のDNA合成に必要であるため，ビタミンB12の不足が続くと，舌，毛髪，皮膚，神経系にも異常をきたします．そのため，巨赤芽球性貧血の症状は，貧血一般症状のほか，ビタミンB12欠乏による，舌の乳頭萎縮による**舌炎**，**口内炎**，**白髪**，進行すると**下肢知覚異常**などの神経症状もみられます．

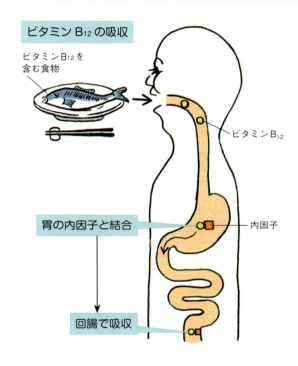

ビタミンB12の吸収
ビタミンB12を含む食物
ビタミンB12
胃の内因子と結合
内因子
回腸で吸収

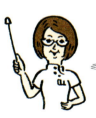

胃切除以外の，胃がん，萎縮性胃炎などといった胃の障害によりビタミンB12欠乏となり生じる巨赤芽球性貧血を，「**悪性貧血**」といいます．

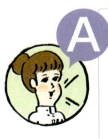

A 巨赤芽球性貧血は，ビタミンB12や葉酸の欠乏によって生じます．貧血一般の症状のほか，ビタミンB12欠乏により，舌炎，口内炎，白髪，進行すると下肢知覚異常などの神経症状もみられます．

DNA：deoxyribonucleic acid，デオキシリボ核酸

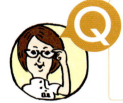 **Q 再生不良性貧血はどんな原因で生じ，どんな症状がみられますか？**

再生不良性貧血は，血球のもとになる造血幹細胞の障害により，正常に血球が作れないために生じる貧血です．多くの場合は，**汎血球減少症**となります．

原因には，後天性のものと先天性のものとがあります．後天性では，薬剤や放射線被曝，発作性夜間血色素尿症などがあります．先天性では，ファンコニ貧血があります．

再生不良性貧血の症状は，貧血一般の症状のほか，血小板減少による皮下出血，消化管出血などの**出血傾向**，白血球減少による**易感染性**などがみられます．

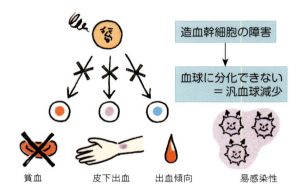

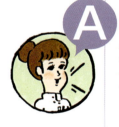 **A 再生不良性貧血は骨髄での造血が低下し，汎血球減少となることによって生じます．貧血一般の症状のほか，血小板減少による出血傾向，白血球減少による易感染性などがみられます．**

知識をリンク!

白血病は，造血幹細胞が骨髄のなかで腫瘍化する疾患です．造血幹細胞の分化が停止し，幼若な細胞が増え続けます．このため，正常な血球が作られなくなり，汎血球減少症となります．

骨髄系幹細胞が腫瘍化したものを「骨髄性白血病」，リンパ系幹細胞が腫瘍化したものを「リンパ性白血病」といい，さらに「急性」と「慢性」に分かれます．

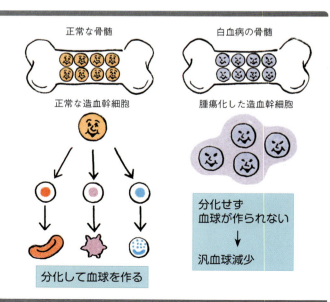

12 貧血を説明しよう

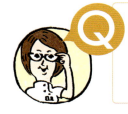

Q 溶血性貧血はどんな原因で生じ，どんな症状がみられますか？

溶血性貧血は，赤血球自身もしくは赤血球をとりまく環境の異常により，赤血球破壊（溶血）が亢進することで生じます．

赤血球自身の異常をきたすのは，「遺伝性球状赤血球症（HS）」などがあります．

赤血球をとりまく環境の異常としては，「自己免疫性溶血性貧血」や血管内異物（人工弁，人工血管）などがあります．

症状としては，溶血の多くは肝臓や脾臓で起こるため，**肝脾腫**がみられます．また，溶血が血管内で起こると，尿中にヘモグロビンが排泄されるため，**茶褐色のヘモグロビン尿**がみられます．

また赤血球破壊の亢進により赤血球中のヘモグロビンが大量に放出され，ビリルビンへと代謝されます．これにより**高ビリルビン血症**となると，**黄疸**がみられます．また，高ビリルビン血症が続くと，**胆石**を合併しやすくなります．

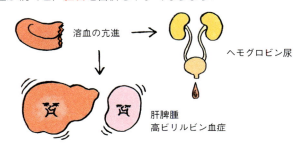

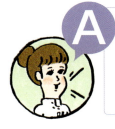

A 溶血性貧血は，赤血球の破壊が亢進することによって生じます．貧血一般の症状のほか，肝脾腫，ヘモグロビン尿，高ビリルビン血症による黄疸や胆石などもみられます．

マストな用語！
ビリルビン

ビリルビンは**胆汁**の主成分ですが，もとは赤血球中のヘモグロビンです．古くなった赤血球の多くは，脾臓でマクロファージに貪食され，ビリルビンに分解されます．この段階では水に溶けない「**間接ビリルビン**」です．

間接ビリルビンは肝臓でグルクロン酸と抱合して，水溶性の「**直接ビリルビン**」となり，胆汁とともに排出されます．

胆汁となって排出されたビリルビンは，胆管，十二指腸を通り，腸管内で**ウロビリノーゲン**に変換され，大部分は再吸収されて腎臓から尿中に排泄されます．

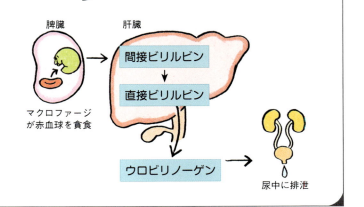

血液疾患 123

13 白血病を説明しよう

説明できる病態生理

白血病とは，**造血幹細胞の分化・成熟が停止**して，まだ幼若な段階の血球が増え続けて骨髄のなかで**腫瘍化**した状態のことです．

1 白血病の病態を説明しよう！

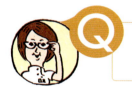

Q 白血病とはどのような状態ですか？

血液のなかには赤血球，白血球，単球・マクロファージ，血小板（栓球）など，それぞれに役割を持った血球が含まれていますが，すべての血球は**造血幹細胞**から**分化・成熟**することでつくりだされます．しかし，白血病では造血幹細胞に異常が起こり，成熟血球への分化が途中で止まり（分化・成熟能の低下あるいは停止），まだ幼若な段階の細胞が制御を受けずに急速に増え続ける状態（腫瘍化した状態）に陥ります．その結果，血球の産生場所は通常は骨髄ですが，骨髄が**白血病細胞**（**腫瘍細胞**）に占拠されるために，正常造血の場がなくなってしまうのです．

白血病を分類すると，骨髄性白血病とリンパ性白血病の2種類があり，さらに急性と慢性の観点から捉えることができます．

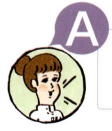

A 白血病とは，造血幹細胞が骨髄のなかで腫瘍化する状態のことをいいます．

知識をリンク！……造血の場

成人であれば通常は骨髄で造血されます．一方，胎児期においては肝臓や脾臓が造血の場となります．そして，成人であっても特殊な場合，たとえば骨髄線維症などで骨髄での造血が不可能になった場合には，肝臓や脾臓が造血を行う場となります．

13 白血病を説明しよう

●白血病の概念

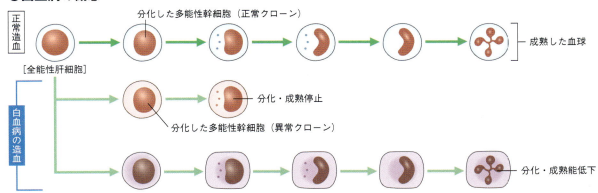

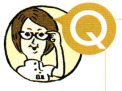 **急性白血病とはどのような状態ですか？**

　通常，造血幹細胞はさまざまな血球へと分化・成熟するとともに，自己複製機能もあるため，自分自身を増やすことができ，**正常クローン**として存在します．しかし白血病，とくに急性の場合は，**異常クローン**としての造血幹細胞が出現するのです．この異常クローンは幼若な段階までしか分化・成熟しないか，あるいは，異常が起こった段階で成熟を停止します．しかも非常に高い増殖力を有しており，制御を受けずに腫瘍化した状態で急速に増え続けます．

　なお，後に詳しく説明しますが，慢性の場合，異常クローンが出現するのは同じではあるものの，その異常クローンは不備ながらも分化・成熟するため，一見正常にみえます．

　急性に増殖する白血病細胞は，性状によっていくつかに分類できます．正常な造血幹細胞はまず，**骨髄系幹細胞**と**リンパ系幹細胞**の大きく2つに分化します．その後，正常な造血幹細胞は細かく分化していきますが，白血病細胞が骨髄系幹細胞の性状を有する**急性骨髄性白血病**と，リンパ系幹細胞の性状を有する**急性リンパ性白血病**の2種類が，急性白血病には存在するのです．そしてさらに，急性骨髄性白血病は細胞の性状によってM0～M7に分類でき，急性リンパ性白血病も細胞の性状によってL1～L3に分類できます．ちなみに，Mは骨髄性(Myeloid)，Lはリンパ(Lymph)に由来します．

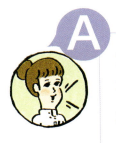 さまざまな血球へと分化・成熟していく造血幹細胞が，なんらかの原因で異常クローンを生み出してしまい，それが幼若なまま増殖を続けて骨髄の造血の場を占有している状態です．大きく分けて骨髄性とリンパ性の2種類があります．

●急性骨髄性白血病と骨髄系細胞の分化

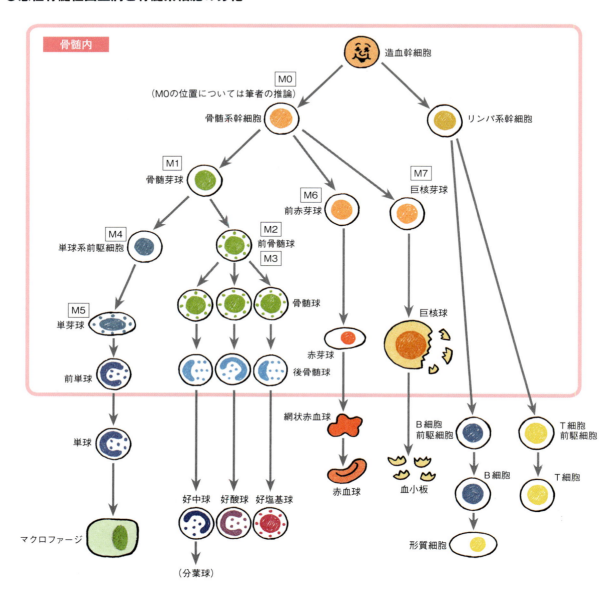

13 白血病を説明しよう

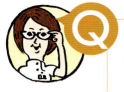

Q 急性白血病では，どのような検査所見や症状が現れますか？

　骨髄で白血病細胞が増殖し，正常造血の場を占拠してしまう結果，末梢血中の正常白血球数（とくに顆粒球とりわけ好中球）の減少や，赤血球数と血小板の減少は，ほとんどの例でみられます．また，骨髄像ではほとんどの空間が白血病細胞（芽球）で占められています．大量の未分化な芽球と少量の分化・成熟した細胞が存在し，中間の分化段階の細胞が伴っていないこの状態を，**白血病裂孔**といいます．

　症状としては，正常白血球（顆粒球）数の減少によって**易感染性**や**日和見感染**，血小板数の減少によって**出血傾向**，**貧血**によって動悸・息切れなどにつながります．

　また，肝・脾腫もみられるとともに，急性リンパ性白血病ではリンパ節腫脹を認めることが多くあります．

●急性白血病の骨髄像

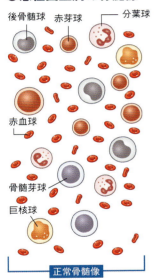

正常骨髄像

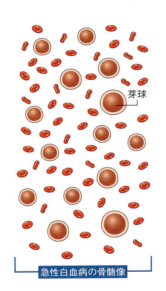

急性白血病の骨髄像

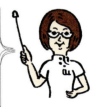

正常な骨髄像と見比べると，ほとんどの空間が芽球（白血病細胞）で占められているのがわかりますね．

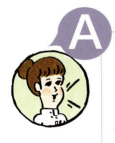

A 正常白血球数や，赤血球数，血小板が減少し，白血病細胞（芽球）で骨髄が占められます．これに伴い，易感染性，日和見感染，出血傾向，貧血，肝・脾腫などが認められます．

血液疾患

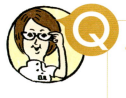
Q 慢性骨髄性白血病とはどのような状態ですか？

　慢性骨髄性白血病の場合も，造血幹細胞に異常が起こって異常クローンが出現し，制御を受けずに増え続けるわけですが，こちらは急性白血病とは違って不備ながらも分化・成熟していきます（p125参照）．その結果，一見正常にみえる**顆粒球がびまん性に増殖**します．この顆粒球は，幼若なものから成熟したものまで，各種成熟段階の顆粒球です．また，**血小板数の増加**もよく見られます．

　なお，異常クローンの起源はかなりおおもとに近いレベルの造血幹細胞であり，赤血球，顆粒球，血小板，リンパ球に分化し得ると推測されています．血小板増加もこの分化に基づくものと考えられます．

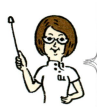
びまん性とは，「広い範囲に拡がっているさま」を意味します．つまり，「顆粒球がびまん性に増殖する」ということは，「血液中に広範囲に顆粒球が増えている」ということですね！

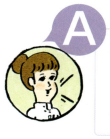
A 急性白血病とは違い，異常クローンが発生するものの不備ながら分化・成熟していき，一見正常にみえる顆粒球がびまん性に増殖している状態です．

13 白血病を説明しよう

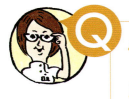

Q 慢性骨髄性白血病では，どのような検査所見や症状が現れますか？

初期は無症状のことが多く，検診などでの白血球数増加によって発見されることが多くあり，白血球数は10～20万/μLにまで達します．末梢血液の白血球像は主に成熟した好中球が増加しており，急性白血病に見られるような白血病裂孔はありません．

すなわち，幼若な芽球から成熟した好中球まで，各種成熟段階のものが一様に認められるということです．好塩基球数，好酸球数が増加するのも特徴です．血小板数は正常もしくは，むしろ増加していることが多くあります．骨髄は造血細胞の増殖が盛んで，いわゆる**過形成**を呈します．

また，多くの例で貧血や，肝・脾腫がみられます．

●慢性骨髄性白血病の末梢血液像と骨髄像

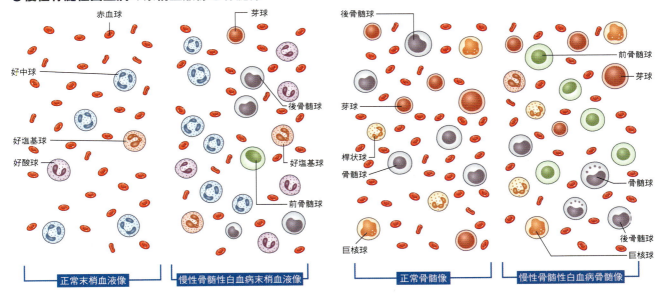

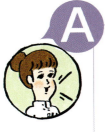

A 白血球数が増加するとともに，幼若な芽球から成熟した好中球まで，各種成熟段階のものが一様に認められます．初期は無症状が多いですが，進展すると貧血や肝・脾腫がみられます．

血液疾患 129

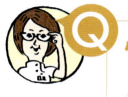

慢性骨髄性白血病が，急性転化するのはどんなときですか？

　それまで不備ながらも成熟していた血液細胞がいよいよ成熟できなくなるのか，次第に幼若な芽球が増加し始めることで，急性白血病と同様の状態に陥ります．

　また，慢性期では顆粒球系の増加が主だったものが，急性転化すると別の系統（たとえばリンパ球系）の成熟停止した血液細胞が出現してきます．つまり，顆粒球系の幼若な細胞が増加する骨髄芽球性の急性転化と，リンパ芽球性の急性転化があります．ときには，巨核芽球性急性転化や赤芽球性急性転化も見られます（この2つも広い意味では骨髄芽球性急性転化に含められる）．ちなみに，骨髄芽球性，リンパ芽球性，巨核芽球性，赤芽球性それぞれの急性転化があるという事実は，慢性骨髄性白血病における異常クローンの起源が，かなりおおもとのレベルの造血幹細胞であり，赤血球，顆粒球，血小板，リンパ球に分化し得ることを裏づけています．

　なお，症状としては，原因不明の発熱，脾腫の増大，貧血の進行，血小板減少，白血病裂孔の形成，骨髄中の芽球の増加などが現れることから，急性転化（急性期）と診断します．

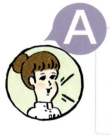

A 不備ながらも分化・成熟していた血液細胞に代わって，幼若な芽球が増加し始めます．これによって急性白血病と同様の状態へと進んでいきます．

大切！

「白血病の概念まとめ」

　白血病は，造血幹細胞が分化・成熟の途中で止まって腫瘍化したもの，あるいは不完全な分化・成熟しかできない細胞の増殖，ということになります．これをたとえば，造血幹細胞の分化・成熟のステップが1から10である，という枠組みを使って考えると，以下のように説明することができます．

　まず，分化・成熟がステップ1あるいは2といった早い段階で止まった細胞が，それでもなおステップ1や2のままで増殖し続ける状態のことを，急性白血病だと捉えることができるでしょう．

　一方，分化・成熟はステップ10まで進んだようにみえますが，完全なステップ10ではなくて実はステップ9.9までしか進んでおらず，そして別の，ステップ1や2に見える細胞も実は完全なものではなくステップ0.9や1.9でとどまっており，その不完全・不備な状態でありながら，0.9，1.9……9.9といった細胞たちがそれぞれに増殖していった状態を，慢性白血病だと考えることができるのです．

13 白血病を説明しよう

知識をリンク！……血液細胞の特徴

私たちの身体のなかの血液細胞は，圧倒的に赤血球が多数を占めています．その数に比べると白血球はほんのわずかですが，感染症から守ってくれています．

白血球は役割分担をしており，細菌は好中球，ウイルスはマクロファージ，寄生虫は好酸球とおもに戦います．また，より危険な病原体に対抗するためにリンパ球も発達しています．

●代表的な血液検査項目と基準値

検査項目	基準値	検査でわかること
赤血球数	男：427～570万/μL 女：376～500万/μL	赤血球は酸素を運ぶはたらきがあり，酸素運搬能のアセスメントに有用です
血小板数	13～37万/μL	血小板は凝集塊（血小板血栓）をつくることで出血を止めるはたらきがあり，出血傾向のアセスメントに有用です
白血球数	3,900～9,800/μL	白血球は細菌やウイルスを攻撃する生体防御のはたらきがあり，感染や抵抗力のアセスメントに有用です

白血球分画		赤血球系	
好中球	40～70%	ヘモグロビン濃度	男：13.5～17.6/dL 女：11.3～15.2/dL
単球	3～11%		
好酸球	5%以下	ヘマトクリット値	男：39.8～51.8% 女：33.4～44.9%
好塩基球	2%以下		
リンパ球	20～50%	赤血球沈降速度	男：2～10mm/時間以下 女：3～15mm/時間以下

知識をリンク！……骨髄穿刺の援助

白血病の検査で行われる骨髄穿刺では，太くて大きい骨が選択されます．胸骨，腸骨，幼児では脛骨などです．皮膚の局所麻酔によって実施されますが，骨髄を抜くときには強い痛みを訴えることが多いため，患者さんの手が反射的に穿刺部にいくこともあるので注意しましょう．

また，患者さんは止血しにくい状態になっている可能性もあります．穿刺針の抜去後はすばやく圧迫止血を行い，その後も完全に止血されるまで安静を維持させましょう．

●おもな穿刺部位

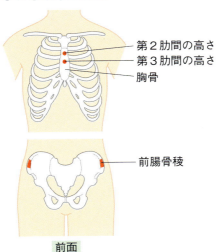

●骨髄穿刺の実際（後腸骨稜の場合）

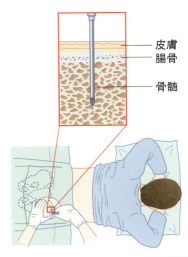

MEMO

腎・尿路疾患

LESSON 14 高尿酸血症を説明しよう

Q 尿酸は体内でどのようにつくられますか？
Q 血中尿酸値が高くなるのはどんなときですか？
Q 高尿酸血症ではどのような症状がみられますか？

LESSON 15 腎不全を説明しよう

Q 腎臓はどんな構造をしていますか？
Q 腎臓はどんな役割をもっていますか？
Q 腎機能が低下するのはどんなときですか？
Q 腎不全では，どのような症状がみられますか？

LESSON 16 尿路結石症を説明しよう

Q 尿路はどんな構造と役割をもっていますか？
Q 尿路結石症とはどのような状態ですか？
Q 尿路結石症が発生するのはどんなときですか？
Q 尿路結石症では，どのような症状が現れますか？

14 高尿酸血症を説明しよう

説明できる病態生理

高尿酸血症とは，**血中尿酸値が7mg/dL以上**の状態のことです．進行すると，急性の関節炎をともなう**痛風**をきたします．

1 尿酸について説明しよう！

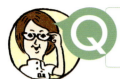

Q 尿酸は体内でどのようにつくられますか？

尿酸は，プリン体の最終代謝産物です．体内で代謝されるプリン体とは，①**新陳代謝によって生じるもの**，②**運動によるエネルギー消費によって生じるもの**と，③**食物からの摂取**があります．

■①新陳代謝
　→**細胞内の核酸からプリン体が放出される**

体内では，常に古くなった細胞が死滅し，代わりに新しい細胞が誕生していきます．これを新陳代謝といいます．
プリン体は細胞内のDNAやRNAなどの核酸に含まれており，新陳代謝で古くなった細胞が死滅するとき，細胞内の核酸が壊れて，プリン体が放出されます．このプリン体が分解されることで，尿酸が作られます．

■②運動によるエネルギー消費
　→**ATPからプリン体が放出される**

身体活動のエネルギーとして，ATPが使用されますが，このATPもプリン体を含んでいます．急激な運動や暴飲暴食を行うと，ATPが大量に使用され，そこからプリン体が放出，分解され，尿酸がつくられます．
なお，通常のゆるやかな運動では，使用されたATPはほとんどが再利用されるため，尿酸まで分解されるのはごく一部です．
また，飲酒をすると，肝臓でATPの分解が亢進しますが，これによってもプリン体が放出されます．

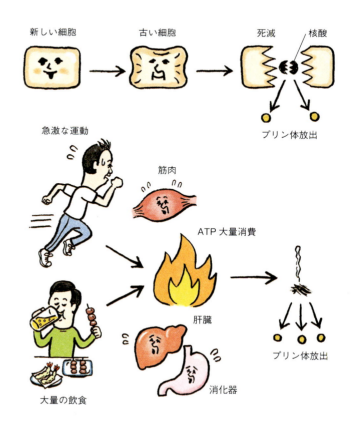

RNA：ribonucleic acid，リボ核酸

14 高尿酸血症を説明しよう

■③食物からの摂取
→細胞が凝縮された食物に多い

①で，プリン体は細胞内の核酸に含まれていると説明しました．そのため，<u>レバーなどの内臓</u>や，<u>魚卵</u>など，たくさんの細胞がぎゅっと詰まっている食材や，乾燥によりたくさんの細胞が凝縮された干物などには，プリン体が多く含まれています．

ただし，体内で産生される尿酸のうち，食物中のプリン体由来の尿酸は全体の20％程度で，残りの80％は，①②の体内で合成されたプリン体が代謝されて作られたものです．

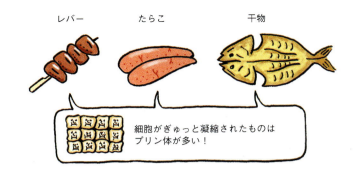

細胞がぎゅっと凝縮されたものはプリン体が多い！

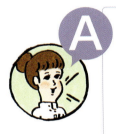

A 尿酸はプリン体を代謝することによってつくられます．体内のプリン体は，新陳代謝により古い細胞から放出されたもの，ATPの消費により放出されたもの，食物から摂取されたものがあります．

2 高尿酸血症の病態を説明しよう！

Q 血中尿酸値が高くなるのはどんなときですか？

尿酸は全身の血液中に存在しています．血液中に入ってくる尿酸は，前ページで説明したように，体内の細胞が作るプリン体の代謝産物と，わずかではありますが，食物由来のプリン体の代謝産物です．

一方，尿酸の排泄は，便や汗でもされますが，大部分は，<u>尿中への排泄</u>です．

そのため，①<u>血液中に入ってくる尿酸の量が増える</u>か，②<u>尿酸の排泄量が減る</u>と，血中尿酸値が高くなります．

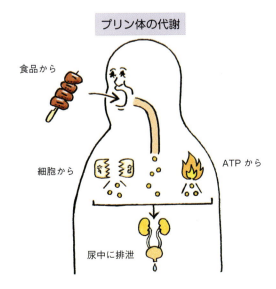

プリン体の代謝

■①血液中に入ってくる尿酸の量が増える

　大量の飲酒，激しい運動，肥満，がんや白血病，ストレス，プリン体の多い食事，暴食，大きな外傷・熱傷，遺伝などが原因となります．

■②尿酸の排泄量が減る

　遺伝，大量の飲酒，激しい運動，肥満，腎機能障害，利尿薬，抗結核薬，免疫抑制薬などが原因となります．

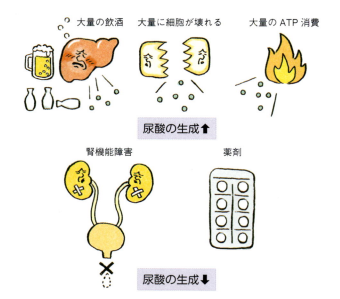

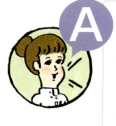

A　血中尿酸値は，大量の飲酒，激しい運動などによって血液中に入ってくる尿酸の量が増えるか，腎機能障害や薬剤などによって尿酸の排泄量が減ることにより上昇します．

知識をリンク

　高尿酸血症では，肥満の患者さんも多いため，生活習慣の改善が必要となります．ただし，急激な運動を行うとATPが大量に消費されてプリン体が発生し，血中尿酸値が上がってしまいます．そのため，適度な有酸素運動を行うようにします．

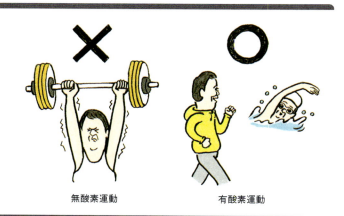

14 高尿酸血症を説明しよう

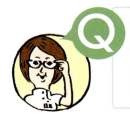

Q 高尿酸血症ではどのような症状がみられますか？

高尿酸血症とは，血中尿酸値が7mg/dL以上と定義されています．血中尿酸値がこのくらいに上昇すると，体内のさまざまな場所に尿酸塩（尿酸ナトリウム）の結晶が沈着し，疼痛や，機能障害を起こします．これを「痛風」といいます．

尿酸塩が沈着する頻度が高いのは，関節，皮下，腎臓の尿細管などです．関節・皮下への沈着は痛風結節，腎臓への沈着は痛風腎といいます．

■痛風結節

第1中足趾関節（足の母指のつけ根）に発症しやすく，ほかにも，肘，膝，手指の関節，足首などにみられることがあります．

これらの関節内や皮下に尿酸塩が沈着すると，好中球やマクロファージが貪食し，サイトカインを放出して，炎症が起こります．そのため，発赤，腫脹，発熱，疼痛といった炎症症状がみられます．

発症時には，血液検査で白血球やCRPの上昇といった炎症反応がみられます．また，尿酸塩の沈着部位では，関節液中に針状の尿酸塩結晶がみられます．

■痛風腎

尿細管に尿酸塩が沈着することで，再吸収が低下します．その結果，尿比重が低下して薄い尿となります．

検査では腹部エコーで腎への尿酸塩沈着が確認されるほか，フィッシュバーグ尿濃縮試験の値が低下します．また，進行すると，糸球体濾過量が低下します．

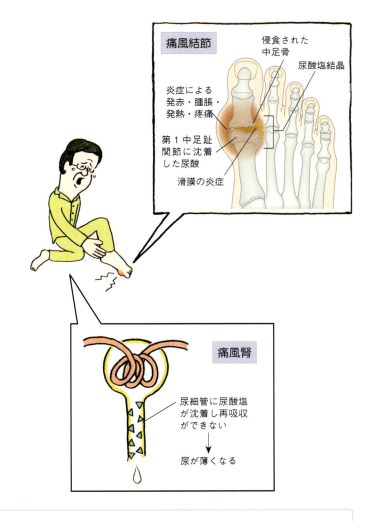

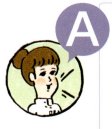

A 高尿酸血症では，尿酸塩の沈着により，痛風をきたします．痛風では，関節の発赤，腫脹，発熱，疼痛が生じる痛風結節や，尿比重が低下する痛風腎がみられます．

CRP：C-reactive protein，C反応性タンパク

15 腎不全を説明しよう

説明できる病態生理

腎不全とは，**腎臓の濾過機能**が低下し，窒素代謝産物の排泄や，水・電解質の調整機能が阻害された状態です．

1 腎臓の濾過機能について説明しよう！

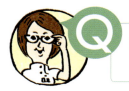 **腎臓はどんな構造をしていますか？**

腎臓は左右に1つずつ存在し，ソラマメのような形状をしています．このソラマメ1つ分には，約100万個の「**ネフロン**」という単位が集合しています．ネフロンは，毛細血管の塊である「**糸球体**」と，これを包んでいる「**ボーマン嚢**」と，「**尿細管**」から形成されます．

糸球体は，"ふるい"のような構造・機能を持っていて，**血液を濾過し，原尿を生成**します．このとき，血液中の血球やタンパク質のような大きな分子・粒子は通過できませんが，水分，電解質，グルコース，窒素代謝産物は通過できるようになっています．

原尿はボーマン嚢に入ったあと，尿細管を通っていきます．尿細管は，近位尿細管，ヘンレループ，遠位尿細管，集合管からなりますが，それぞれの場所で，水分や電解質の「**再吸収**」が行われて濃縮されます．

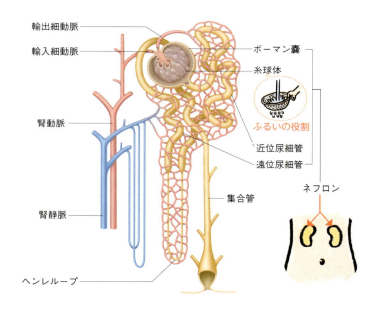

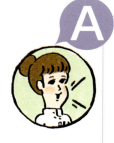 腎臓は，糸球体，ボーマン嚢，尿細管からなる「ネフロン」という単位が集合したものです．糸球体では血液を濾過して原尿を生成し，尿細管では原尿から水分・電解質の再吸収を行います．

15 腎不全を説明しよう

マストな用語！
再吸収

血液は左心室から大動脈に送られ、腎動脈から糸球体輸入細動脈に入り、濾過され、原尿が産生されます。

1日に産生される原尿は約150Lほどで、原尿は近位尿細管、ヘンレループ、遠位尿細管、集合管を通っていくうちに、水分のほぼ99％が再吸収されます。ここでは、水分のほか、身体に必要な電解質（おもにNa^+，HCO_3^-）やグルコースなどの栄養分なども再吸収されます。再吸収された水分・電解質は静脈に入り、腎静脈から下大静脈を経て、右心房へと戻っていきます。

再吸収されなかった約1％（1日約1.0～1.5L）が尿となって排泄されます。なお身体に不要な窒素代謝産物も再吸収されず尿中に排泄されます。

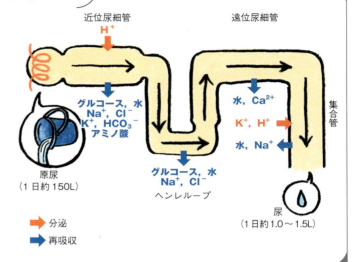

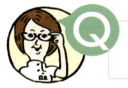 腎臓はどんな役割をもっていますか？

心不全のところで、血液循環について学びましたが、そのときの、血液が流れる経路を思い出してみましょう。

私たちは毎日水分を摂っていますが、それがどんどん血管に流れていったら、溢れてしまいますね。そこでこの経路には、一定の流量を保てるように排出口があります。これが腎臓です。そして、ここから排出される水分が尿です。

尿には、水分だけでなく、タンパク質を代謝したときに生じる老廃物である「**窒素代謝産物**」や、余分な電解質も含まれています。

ただし、水分・電解質はすべて排泄されるわけではなく、尿細管で再吸収されます。こうして体内の**pHが7.4±0.05になるよう、酸塩基平衡を調節**しています。

ほかにも、腎臓には、体内環境の調整を行うさまざまなはたらきがあります。赤血球の生成にかかわるホルモンである「**エリスロポエチン**」や、血圧上昇に作用する「**レニン**」は、腎臓で産生されます。

また、ビタミンDを、腸管からのカルシウム吸収を促す「**活性型ビタミンD**」に変換する役割も持っています。

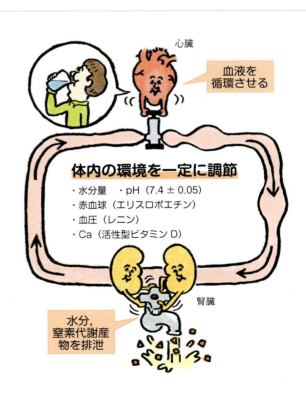

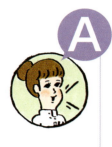

腎臓は，尿を生成して水分と窒素代謝産物を排出するほか，酸塩基平衡の調整，エリスロポエチン，活性型ビタミンDの産生などを行い，体内の環境を保っています．

マストな用語！
レニン・アンギオテンシン・アルドステロン系

　糸球体には，輸入細動脈と輸出細動脈のそばに「傍糸球体装置」があり，糸球体への血流量と，そのなかに含まれる電解質の量や，尿量，尿に含まれる電解質の量を常に監視しています．

　腎血流量や原尿量が低下すると，傍糸球体装置が感知して，「レニン」を分泌します．レニンは，血液中の「アンギオテンシノーゲン」を「アンギオテンシンⅠ」に変換します．アンギオテンシンⅠは，アンギオテンシン変換酵素（ACE）によって，「アンギオテンシンⅡ」に変換されます．アンギオテンシンⅡは，血管収縮作用を持ち，血圧を上昇させます．また，副腎皮質から「アルドステロン」の分泌を促します．

　アルドステロンは，尿細管に作用し水とNa^+の再吸収を促進します．これにより，血中Na濃度が上昇して，血圧の上昇につながります．

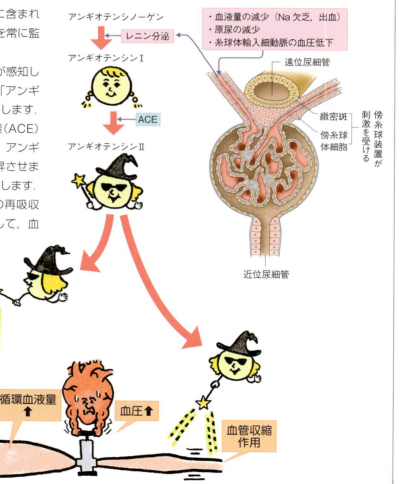

ACE：angiotensin-converting enzyme，アンギオテンシン変換酵素

2 腎不全の病態を説明しよう！

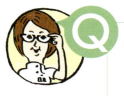

腎機能が低下するのはどんなときですか？

　腎臓では，糸球体で血液が濾過されて原尿となり，尿細管で原尿から水分・電解質の再吸収が行われ，残ったものを尿として排泄していると説明しました．

　腎機能が低下するのは，この過程のどこかに障害が起きた場合だと考えられます．

　そこで，①腎臓への血流が減少した場合，②糸球体や尿細管など腎臓自体に障害がある場合，③尿が体外へと排泄される経路が障害された場合，と順番に分けて考えていきます．

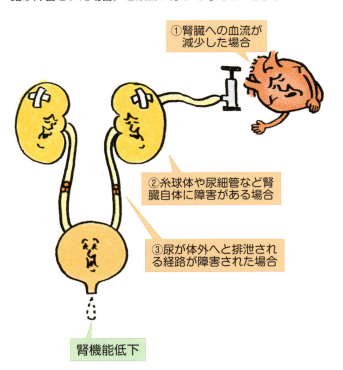

■「①腎臓への血流が減少した場合」について

　腎臓に血液が入ってこなければ，尿を作ることはできません．体内の循環血液量が減少すれば，腎臓に流入する血液の量も減少して，尿も少なくなってしまうというわけです．

　循環血液量が減少する要因としては，失血，心機能の著しい低下，ショックによる全身の血圧低下などが考えられます．

■「②糸球体や尿細管など腎臓自体に障害がある場合」について

　まず，糸球体に異常が生じると，濾過が正常に行われなくなります．普段は通過しないタンパク質や赤血球などの細胞が通過してしまったり，反対に，普段通過している老廃物が通過できずに溜まったりします．

　糸球体の異常には，たとえば，糸球体腎炎など，糸球体に炎症が起きている場合があります．ほかにも，糖尿病腎症など，高血糖の持続によって糸球体が硬化している場合もあります．

　次に，尿細管に異常が起こる要因としては，尿細管周囲の結合組織に炎症が生じる間質性腎炎や，薬物や重金属による中毒で起こる，急性尿細管壊死などがあります．

■「③尿が体外へと排泄される経路が障害された場合」について

　腎臓で作られた尿は，尿管を通って膀胱に流れていき，膀胱から尿道を通って体外に排泄されます．そのため，尿管や尿道が結石，腫瘍などによって閉塞されると，尿が排泄されなくなります．

　尿が排泄されずに滞ると，やがて腎臓での尿の生成も滞るようになります．

腎・尿路疾患

大切！

腎不全の原因は，以下の3つにまとめられます．

①腎血流の減少
②糸球体や尿細管など腎臓自体の障害
③尿管・尿道の閉塞

②は腎臓自体の障害なので「**腎性**」，①はその前段階における障害なので「**腎前性**」，②は後なので「**腎後性**」といいます．

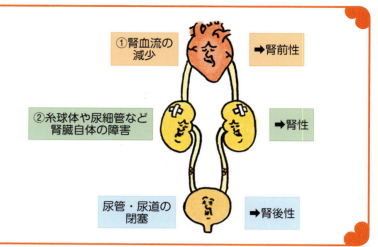

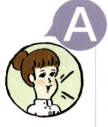

腎機能の低下は，おもに①腎血流の減少，②糸球体や尿細管など腎臓自体の障害，③尿管・尿道の閉塞，が起こったときに生じます．

マストな用語！
糸球体濾過量（GFR）とクレアチニン（Cr）

糸球体濾過量（GFR）とは，単位時間内にどのくらいの血漿量が糸球体で濾過されるかを表す値です．言い換えると，単位時間内に糸球体からボーマン嚢へ通過した血漿の量です．そのため，腎機能の低下とは，GFRの低下のことであるともいえます．

また，クレアチニン（Cr）は，窒素を含んだ老廃物の一種で，通常は尿中に排出されます．血清クレアチニンの基準値は男性で0.60～1.10mg/dL，女性で0.45～0.80mg/dLであり，**上昇している場合は，腎機能が低下している**と判断できます．

クレアチニンを排泄するのに，どのくらいの血漿量が必要かを示した値を，「クレアチニンクリアランス（Ccr）」といい，CcrからGFRを推定することもできます．

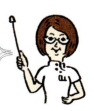

慢性腎不全（P.30）の指標は，GFR 50mL/分/1.73m²以下，血清クレアチニン値2.0mg/dL以上です．

GFR：glomerular filtration rate，糸球体濾過量
Cr：creatinine，クレアチニン
Ccr：creatinine clearance，クレアチニンクリアランス

3 腎不全にいたる疾患は？

■糸球体腎炎

A群β溶血性レンサ球菌などの感染によって生じる「急性糸球体腎炎」や，IgA腎症などの免疫学的機序によって生じる「慢性糸球体腎炎」など，さまざまな種類がありますが，いずれも糸球体と，その周辺組織に炎症が起こる疾患です．

糸球体の内腔がメサンギウム細胞と基質の増殖により狭くなっていき，進行すると閉塞してしまいます．これによりGFRは低下し，血尿，タンパク尿，ナトリウム排泄障害などがみられます．

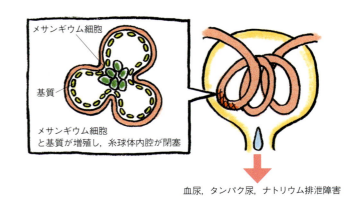

■糖尿病腎症

糖尿病によって生じる腎障害です．

高血糖が持続すると，高浸透圧を是正するため多飲・多尿が生じ，その結果，循環血液量が増えます．すると，腎臓は通常よりも多くの水分を体外に排泄するため，糸球体に負担がかかります．

同時に，糖は，毛細血管の基底膜のタンパクに結合することで，細小血管障害を起こします．これにより，糸球体毛細血管も障害されます．

これらの要因により糸球体が硬化して，腎機能が低下していきます．

症状は，軽度ではみられないことも多く，微量アルブミン尿から始まり，持続性タンパク尿がみられるようになって，浮腫や貧血，全身倦怠感といった症状が出現します．

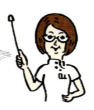

糖尿病腎症は，新規透析導入の原因疾患の第1位となっています！

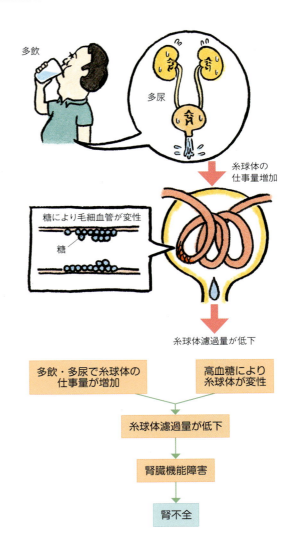

マストな用語！ ネフローゼ症候群

「症候群」なので，疾患名ではありません．糸球体腎炎や糖尿病腎症のほかに，さまざまな疾患によって生じる病態で，糸球体からボーマン嚢へ，タンパク（おもにアルブミン）が大量に漏出します．大量のタンパク尿と，低アルブミン血症が特徴です．

血液中のアルブミンが低下すると，肝臓でアルブミンの合成が亢進し，原因不明の高コレステロール血症となることがあります．

また，アルブミンは，血漿の膠質浸透圧（水分を保持する力）を維持しているため，低アルブミン血症では，水分が血管外へ流出し，浮腫が生じます．

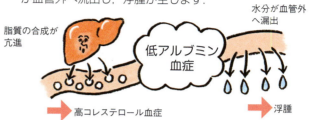

4 腎不全の症状を説明しよう！

Q 腎不全では，どのような症状がみられますか？

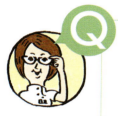

腎不全の要因はさまざまですが，短期間に症状が完成する腎不全を「**急性腎不全**」，数か月から数年かけて腎不全となる場合を「**慢性腎不全**」といいます．

ここでは，それぞれの経過から，どのような症状が現れるかをみていきましょう．

■急性腎不全の経過と症状

急性腎不全では，発症から数日〜数週間は，**乏尿**（1日の尿量が400 mL以下）または**無尿**（1日の尿量が100 mL以下）となります．

これにより，窒素代謝産物や電解質の排泄が低下するため，**BUN（血中尿素窒素）や血清クレアチニンの上昇，高カリウム血症**がみられます．また，HCO_3^-，H^+の排泄が低下することにより体液が酸性に傾き，**代謝性アシドーシス**となります．

乏尿（無尿）が続くと，体内に水が溢れ（溢水），**浮腫**，**心不全**，**肺水腫**，**高血圧**などを引き起こします．

●急性腎不全の経過

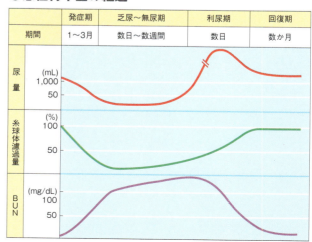

BUN：blood urea nitrogen，血中尿素窒素

15 腎不全を説明しよう

■慢性腎不全の経過と症状

慢性糸球体腎炎や糖尿病腎症などが長く続くと，糸球体は硬化していきます．つまり，正常なネフロンの数が減少して，糸球体濾過量が低下し，腎不全が進行していきます．

発症初期には無症状であることが多く，GFRが50％以下（正常値を100％として計算）になると，血液検査値の異常や，身体症状が出現してきます．

【血液検査の異常】

慢性腎不全では，一度尿中に排泄された水分・窒素代謝産物・電解質が再度体内に戻る「非選択的再吸収（逆拡散）」という現象が起こります．これにより，**BUN・血清クレアチニン値の上昇，高カリウム血症，高リン血症，代謝性アシドーシス**がみられます．

また，腎臓で作られているエリスロポエチンの分泌が低下することにより，**腎性貧血**も生じます．

【溢水による身体症状】

溢水により，**心不全**や**呼吸不全**（息切れ，呼吸困難）が生じるほか，レニン-アンギオテンシン-アルドステロン系が亢進して**高血圧**をきたします．

【骨代謝異常】

生体内では，「血清リン値×血清カルシウム値」が一定になるように調節されています．そのため，腎機能の低下により高リン血症となると，同時に低カルシウム血症が生じます．また，活性型ビタミンDの産生が低下することで，カルシウムの吸収が低下し，低カルシウム血症が助長されます．

その結果，骨がもろくなる「**骨軟化症**」や，骨以外の関節などにカルシウムが沈着する「**異所性石灰化**」を引き起こします．

知識をリンク！

慢性腎不全の食事療法では，こうした腎機能の低下をふまえて，食塩，水分，カリウム，リンが制限されます．

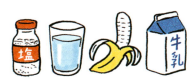

●慢性腎不全の病期分類

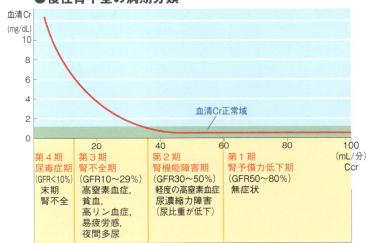

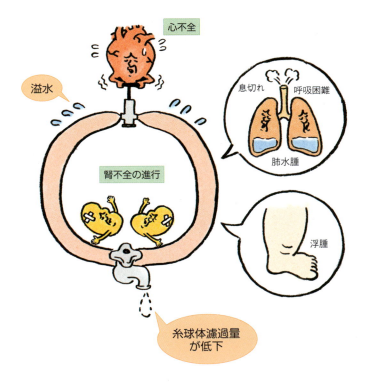

大切！ 腎不全の症状まとめ

- 溢水→浮腫，心不全，
  肺水腫（→息切れ，呼吸困難）

検査所見
- BUN（血中尿素窒素）の増加
- 高クレアチニン血症
- 高カリウム血症
- 体液の酸性化（代謝性アシドーシス）

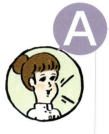

A 腎不全では，水分の排泄低下で溢水となり，浮腫，心不全，肺水腫などが生じます．また，窒素代謝産物の排泄低下により，BUN・血清クレアチニン値の上昇や，高カリウム血症，代謝性アシドーシスなどがみられます．

マストな用語！
慢性腎臓病（CKD）

　慢性腎臓病とは，さまざまな原因によって生じた慢性の腎臓障害すべてを示す概念です．慢性の腎臓障害によって，透析をしている患者さんは世界的に増加しており，医療経済上でも問題となっているため，慢性腎臓病のコントロールは，世界的に重要な課題となっています．

　慢性腎臓病の多くの原因は，喫煙や高血圧，脂質異常症，糖尿病といった生活習慣病による，動脈硬化といわれています．とくに，肥満による内臓脂肪の蓄積（メタボリックシンドローム）は，インスリン抵抗性を増大させ，血糖高値や高血圧，脂質異常を引き起こし，慢性腎臓病の原因となります．そして，腎機能低下による，水分・電解質調節の異常は，さらに動脈硬化を促進させます．

　また，慢性腎臓病は，末期になると人工透析の適応となります．そして，虚血性心疾患の危険因子でもあります．

　実際に，慢性腎臓病でステージの高い患者さんでは，虚血性心疾患を合併し，心不全をきたしている例が多くみられます．

　慢性腎臓病も虚血性心疾患も，コントロールにおいては，血糖値や血圧の管理が大切であり，食事療法や運動療法など，生活習慣の改善が必要となります．

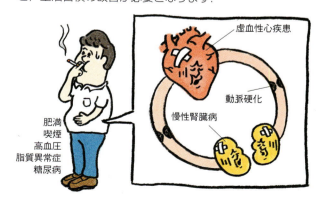

CKD：chronic kidney disease，慢性腎臓病

15 腎不全を説明しよう

MEMO

16 尿路結石症を説明しよう

説明できる病態生理

尿路結石症とは，尿路内のどこかに**結石**ができたことで，**仙痛発作**などの激しい痛みを呈する状態のことです．

1 泌尿器のしくみについて説明しよう！

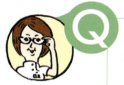

Q 尿路はどんな構造と役割をもっていますか？

腎臓で生成された尿を輸送する経路を**尿路**といいます．尿路は，腎臓，尿管，膀胱，尿道で構成されています．

腎臓を出た尿は，**尿管**を通って**膀胱**に行きます．尿管は，全長約22〜30cm，直径約5mmの管です．尿管には，①**腎盂尿管移行部**，②総腸骨動脈交差部，③**膀胱壁内部**の3つの**生理的狭窄部**があります．

膀胱は，尿を一時的に蓄える器官で，頂部，体部，底部の3つに分けられます．膀胱壁は粘膜，筋層，外層の3層に区別され，なかでも筋層は，**内縦走筋**，**中輪状筋**，**外縦走筋**という3層の**不随意平滑筋**（**排尿筋**）で成り立っています．

尿道は，男性の場合，膀胱頸部の内尿道口から亀頭の外尿道口に終わる約18〜20cmの長さで，女性の場合，膀胱頸部から膣の前壁と密接に走行して外尿道口に至る約2.5〜4cmの長さです．

尿が膀胱に蓄積すると，大脳皮質の排尿中枢と情報をやりとりし，関係する筋が収縮と弛緩を実施して，蓄尿から排尿へと至ります．

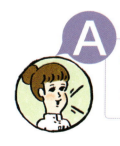

A 腎臓，尿管，膀胱，尿道を尿路といい，腎臓で生成された尿を体外へと排泄する役割を担っています．

16 尿路結石症を説明しよう

● 腎・尿路の構造

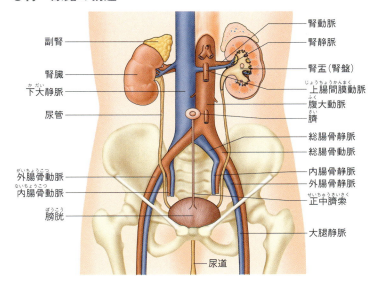

● 尿管の走行

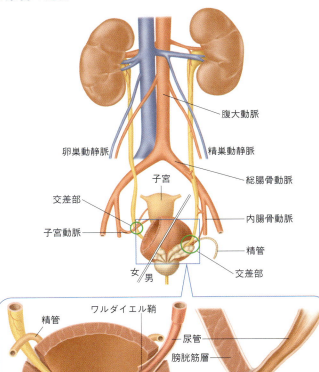

- 尿管は全長約22〜30cm，径は約5mmです．
- 男性では精管の下を交差し，女性では子宮動脈と交差して膀胱壁を斜めに走行し，膀胱内に入ります．
- 尿管が斜めに走行していることで，排尿中でも膀胱から尿管に逆流するのを防いでいます．

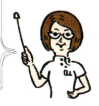

腎・尿路疾患 149

2 尿路結石症の病態を説明しよう！

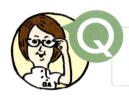

尿路結石症とはどのような状態ですか？

尿路内のどこかに，なんらかの原因で結石ができることをいいます．泌尿器科外来で遭遇する頻度の高い疾患で，結石の存在部位によって，

① **腎結石**
② **尿管結石**
③ **膀胱結石**
④ **尿道結石** など

に分類することができます．

結石を構成する成分によって，シュウ酸カルシウム結石，リン酸カルシウム結石，尿酸結石，シスチン結石などに分類でき，特にシュウ酸カルシウム結石とリン酸カルシウム結石の混合したものは高い頻度で発生します．

●尿路結石症の成因

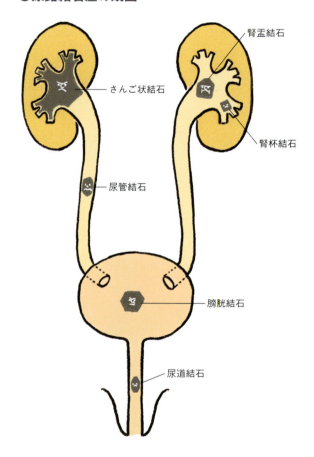

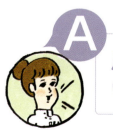

尿路を構成する腎，尿管，膀胱，尿道のいずれかにおいて，さまざまな原因によって結石ができた状態をいいます．

16 尿路結石症を説明しよう

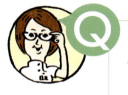

Q 尿路結石症が発生するのはどんなときですか？

　腎や尿管にできるものを**上部尿路結石**，膀胱や尿道にできるものを**下部尿路結石**といいます．このうち，日本人の大部分（95％）は上部尿路結石で，30〜50歳代の男性に多く発症します．

　主な原因としては，尿管の狭窄，前立腺肥大症，脳性麻痺などでの長期臥床者では，尿流の停滞をきたして，結石が形成しやすい状態にあります．また，グラム陰性桿菌による尿路感染では，尿素からアンモニアを形成することで尿をアルカリ化し，結石を形成します．

　その他，ステロイド薬，アセタゾラミド，プロベネシド（尿酸排泄促進薬），活性型ビタミンD製剤，インジナビル（AIDS治療薬）などの服用する薬物が結石を形成することもあります．

●尿路結石症の主な原因

尿流停滞	尿管狭窄，前立腺肥大症，神経因性膀胱，腎盂尿管移行部狭窄，多発性嚢胞腎，髄質海綿腎，長期臥床
尿路感染	グラム陰性桿菌
代謝異常症	高尿酸尿症，高カルシウム尿症，高リン酸尿症，高シュウ酸尿症，低マグネシウム尿症，低クエン酸尿症，糖尿病，副甲状腺機能亢進症，尿細管性アシドーシス，クッシング症候群，シスチン尿症，関節リウマチ，多発性嚢胞腎，髄質海綿腎
薬物性	ステロイド薬，アセタゾラミド，活性型ビタミンD製剤，尿酸排泄促進薬，インジナビル（AIDS治療薬）
尿pH異常	酸性尿：シスチン結石，尿酸結石 アルカリ尿：リン酸カルシウム結石，リン酸マグネシウムアンモニウム結石

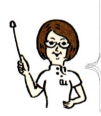

尿路結石症は，右にあげた原因のほかにも，高カロリー・高タンパク・高脂質の食生活，肥満，ストレス，偏食，メタボリック症候群，脱水による尿の濃縮などもあります！

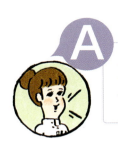

A 主な原因は，尿管狭窄や前立腺肥大症などによる尿流停滞，尿路感染，薬物性などが考えられます．

3 尿路結石症の症状を説明しよう！

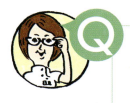

尿路結石症では，どのような症状が現れますか？

結石が腎臓内にあるときは症状が現れないことも多いのですが，腎から尿管へと下降してくると，激しい痛みを伴う仙痛発作が起きます．

痛みは腰背部，側腹部，下腹部へと広がり（放散痛），悪心・嘔吐，冷汗，腹部膨満，顔面蒼白，頻脈，血圧低下を起こすことがあります．また，しばしば血尿も認めます．

● 尿路結石症による疼痛部位

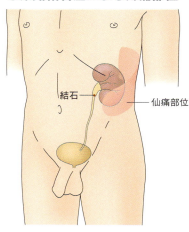
腎盂結石

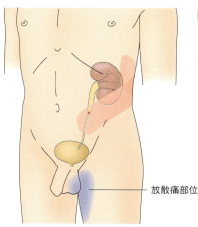
上部尿管結石

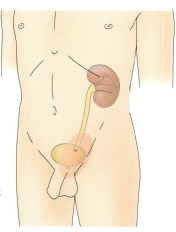
下部尿管結石

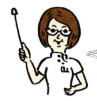

仙痛とは，発作性に起こる激しい痛みのことで，放散痛とは，異常がある周辺に広がる痛みのことです．

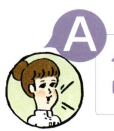

仙痛発作とよばれる激しい痛みを呈します．加えて，悪心・嘔吐，冷汗，腹部膨満などのほか，血尿も認めます．

脳・神経疾患

LESSON 17 脳血管障害を説明しよう

Q 大脳と神経系はどんな構造をしていますか？
Q 大脳皮質と神経系はどのように協力して機能していますか？
Q 錐体路と錐体外路はどのような役割をもっていますか？
Q 間脳はどのような役割をもっていますか？
Q 脳内動脈の走行はどうなっていますか？
Q 各脳血管はそれぞれどの部位へ栄養を供給していますか？
Q 脳血管障害にはどのような種類がありますか？
Q 脳出血とはどのような状態ですか？
Q 脳出血は脳内のどこで起こりやすく，どんな症状ですか？
Q 脳梗塞とはどのような状態ですか？

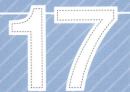

17 脳血管障害を説明しよう

説明できる病態生理

脳血管障害とは，**脳出血**や**脳梗塞**などに代表されるように，脳内の**血管が破れたり閉塞したりする**状態のことです．

1 脳・神経のしくみについて説明しよう！

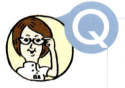

Q 大脳と神経系はどんな構造をしていますか？

大脳は，**大脳縦裂**を境に，左右2つの**大脳半球**に分かれます．大脳半球はさらに，溝によって**前頭葉**，**頭頂葉**，**側頭葉**，**後頭葉**と4つの**大脳葉**に分けられます．前頭葉と頭頂葉の境の溝を**中心溝**，頭頂葉と後頭葉の境の溝を**頭頂後頭溝**，といいます．全体を眺めると大脳は，マツタケの傘のような形で間脳と中脳を覆ったようにみえます．

大脳表面は，**大脳皮質（灰白質）**とよばれ，高密度に存在する**神経細胞体**（ニューロンのなかの細胞体のある部分）によって構成されています（マストな用語！「神経細胞」参照）．見た目が灰白色（グレー）であることから，灰白質とよばれているのです．

神経系は，中枢神経系と末梢神経系に分類されます．**中枢神経系**は，頭蓋と脊椎管という骨に保護された神経系で，**大脳**，**間脳**（**視床**および**視床下部**と**下垂体**），**中脳**，**小脳**，**橋**，**延髄**，**頸髄**，**胸髄**，**腰髄**，**仙髄**，**尾髄**までを指します．

一方，**末梢神経系**は，中枢神経系以外の神経系のことであり，皮膚や筋肉や内臓など身体のあらゆる部分を支配しています．さらに末梢神経系は，**体性神経系**（身体の神経系）と**自律神経系**（内臓の神経系）とに分かれます．自律神経系では，中枢からの神経情報を伝える神経線維が，そのはたらきに応じて交感神経と副交感神経に分かれます．

さて，大脳皮質よりも深層は大脳白質とよばれ，脳の各部を連絡する神経線維（ニューロンより出た線維）の束，①**交連線維**，②**連合線維**，③**投射線維**の3種類によって構成されています．

- ①**交連線維**：横に走って左右の大脳半球をつなぐとともに，脳梁を形成しています．
- ②**連合線維**：大脳半球内のある場所から他の場所へ情報を伝達する役目です．
- ③**投射線維**：身体各部からの刺激（知覚）を中枢に伝達しています．

17 脳血管障害を説明しよう

● 大脳葉の区分

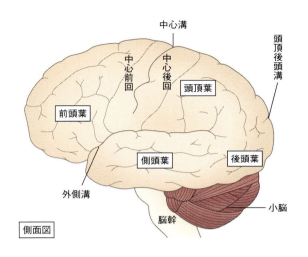

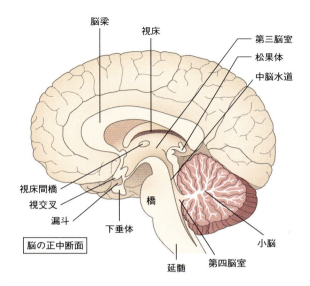

● 脳の前頭断面（大脳基底核の分布）

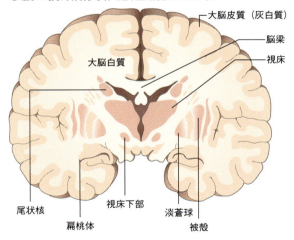

● 神経系概略

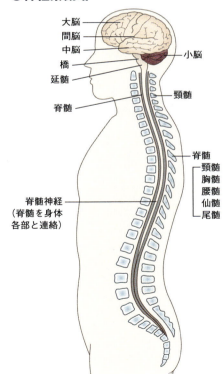

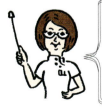

脳梁は神経核ではなく神経線維で構成され，脳梁で左右の大脳半球は連絡しています．

脳・神経疾患

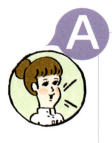

大脳は前頭葉，頭頂葉，側頭葉，後頭葉の4つの大脳葉に分けられ，神経細胞体と神経線維の束で構成されています．神経系は，中枢神経系と末梢神経系があり，その神経線維が脳から身体の末梢まで張り巡らされています．

マストな用語！

神経細胞

神経細胞は，細胞体と2種類の突起（樹状突起と神経突起）からなり，**ニューロン**ともよばれます．樹状突起は，隣接した神経細胞同士が連絡を取り合う際に役目を果たします．神経突起は**軸索**ともよばれ，1mm～1mほど長く伸びて，いわゆる神経線維を形成して遠隔情報を送る役割を担っています．

神経突起（軸索）は，他の神経細胞（ニューロン）の樹状突起に情報を送ります．

また，神経突起（軸索）と樹状突起との関係をシナプスといいます．シナプスの情報伝達には，アセチルコリンなどの神経伝達物質が介在します．

●神経細胞

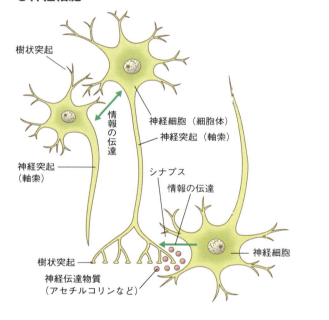

17 脳血管障害を説明しよう

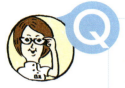

大脳皮質と神経系はどのように協力して機能していますか？

　まず、大脳皮質は、機能面からみると**運動野**、**知覚野**、**連合野**の3つに分類されます。運動野は中枢神経系から末梢への遠心性の線維が始まる部位で、知覚野は末梢から中枢神経系への求心性の線維を受ける部位です。

　一次皮質野では、「大脳皮質のある領域」と「身体の末梢」とが、1対1の関係で連結しています。たとえば、その皮質野の限局性の損傷で、右中指が動かなくなったり、感覚がなくなったりします。一次皮質野を機能で分類すると、**一次運動野**と**一次知覚野**に分けられます。

■一次運動野

　一次運動野の大部分は、中心溝の前方の**中心前回**にあります。ここに随意運動を支配するすべての神経細胞が存在し、身体各部に対応する区域が決まっています。というのも、一次運動野の一部分を電極で刺激すると、それに対応する身体部位が動く

●大脳皮質の地図

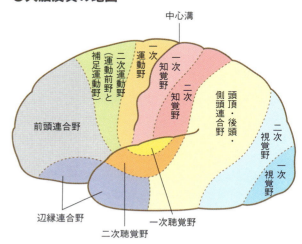

●運動のこびとと感覚のこびと（一次運動野と一次知覚野）

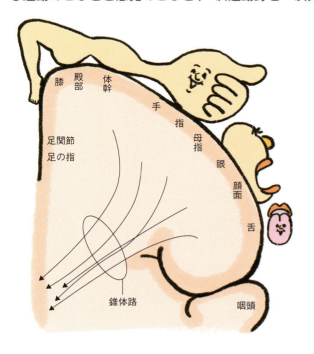
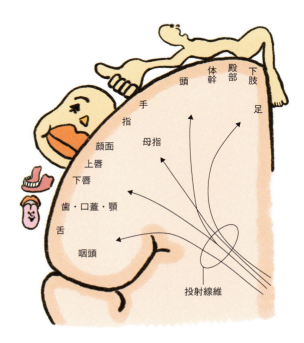

からです．身体の運動を支配している各部位を皮質野上に描き表すと，俗に言う「運動のこびと」ができあがります．

■一次知覚野

一次知覚野の大部分は，中心溝の後方の中心後回にあります．ここには，皮膚，筋，関節，内臓器官などの身体各部に分布する受容体からの刺激や興奮が，すべて集まります．というのも，身体の一部分を刺激すると，それに対応する大脳皮質に電気的な変化が生じるからです．知覚に関する身体の各部位を皮質野上に描き表すと，俗に言う「感覚のこびと」ができあがります．

■二次運動野

二次運動野は，一次運動野の上位の調節中枢です．一次運動野から随意性の刺激が骨格筋に向かって発信されると，前もって二次運動野で受け取られ，一連の動きが適切に順序立てて行えるように調節しているのです．

二次運動野の働きの代表例は，ブローカ（Broca）野の運動性言語中枢です．「言葉を発する」という動作には，私たちが意識していないだけで実はいろいろな動きが含まれています．まず喉頭で声帯を震わせ，口や口蓋の形を変化させ，舌の位置を変化させることで，言葉を発しているのです．この一連の筋肉の動きを統合的に調節するのがブローカ野の運動性言語中枢です．

もしも，脳梗塞などでここに障害が及ぶと，発声に関係する筋肉は個々に動くことはできても統合性がなくなり，言葉が不明瞭になったり，話せなくなったりします．二次運動野が「運動野」とよばれる理由は，1対1ではないにしろ，この部位が身体各部とつながっているからなのです．

■二次知覚野

一次運動野・二次運動野と同じような機構で，二次知覚野も一次知覚野とつながっています．二次知覚野は，過去の感覚に関する経験が蓄積されています．

たとえば，関節の位置，筋の状態（収縮・伸展），平衡覚，そういったものに変化があった場合，その新たな感覚情報は二次知覚野に蓄積されている過去の経験的情報と照合・比較されて，区別・識別，意味づけがなされます．二次知覚野が知覚野とよばれる理由は，1対1ではないにしろ，この部位が身体各部とつながっているからなのです．

■連合野

ここまで見てきたように，多くの皮質野（運動野・知覚野）が，それぞれに関係を築き，連絡を取り合って，協調することで，1つの行動を成し遂げています．その過程が複雑になればなるほど，より多くの皮質野が関係します．

連合野は上位の中枢であることから，個々の皮質野の情報は連合野に伝達・集積され，感覚情報を解析することで，行動様式の見取図ができあがります．なお，二次運動野と二次知覚野

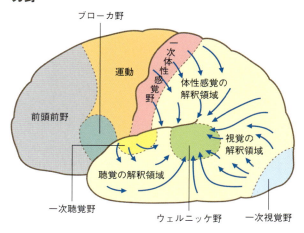

●聴覚中枢，視覚中枢とウェルニッケ野，ブローカ野

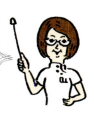

発語を担当する領域はブローカ野，言語を理解する領域はウェルニッケ野とされています．

17 脳血管障害を説明しよう

も，ある意味では連合野といえますので，一次皮質野（一次運動野・一次知覚野）以外はすべて連合野と理解しましょう．

主な連合野として，①頭頂-後頭-側頭連合野，②前頭連合野（前頭前野），③辺縁連合野などがあります．頭頂-後頭-側頭連合野は感覚を統合するとともに言葉の理解なども行います．辺縁連合野は行動，情動，動機づけに関与しています．これらの情報は前頭連合野に送られて，ここで随意・不随意の運動計画や，思考などの高次の大脳活動を行っています．

● 大脳皮質の役割地図

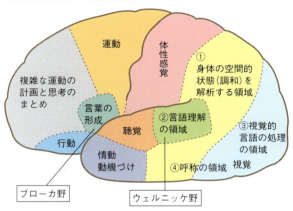

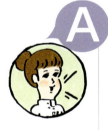

大脳皮質には運動野，知覚野，連合野と3つの機能があります．そこから遠心性の神経線維を通じて身体各部へと命令を出し，身体各部からの求心性の神経線維を通じて五感などさまざまな感覚が戻ってきて大脳皮質が受け止めます．さらに，複雑な思考や運動を実行するために，連合野が機能します．

知識をリンク！……失語症って？

失語症とは，言葉を話したり，理解したりすることができなくなるといった，「言語中枢の障害」のことをいいます．会話が成り立つには，「声を出す（つまり発声の筋運動）」をつかさどるブローカ野（運動性言語野），「言葉を理解する」をつかさどるウェルニッケ野（感覚性言語野）の，それぞれの脳の部位の発達が不可欠です．

ブローカ野に障害が生じると，話したいと思う言葉を音声に変換することができなくなります．これを「運動性失語」といいます．

ウェルニッケ野に障害が生じると，たとえ音が聞こえ，眼が見えていたとしても，その情報がもつ意味を理解できなくなります．これを「感覚性失語」といいます．

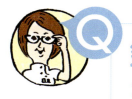

錐体路と錐体外路はどのような役割をもっていますか？

　一次運動野の神経細胞が，末梢へと神経信号を伝達するために，どのような方法を用いているかみてみましょう．一次運動野の神経細胞の神経線維は，橋や延髄にある脳神経核や脊髄の前根まで伸びています．そこで脳神経や脊髄神経に情報をバトンタッチします．

　この一次運動野の神経細胞の神経線維の走行は，延髄を通るときに錐体を形成することから，**錐体路**とよばれています．三角錐や円錐のように，平たい面からとがった点へと集まる形である「錐体」の名前をそのまま使っているのですね．

　なお，神経線維の大部分は，延髄の錐体のところで反対側に交叉（**錐体交叉**）するので，左の大脳半球から出た線維は右半身を，逆に右の大脳半球から出た線維は左半身を支配することになります．

　一方，大脳皮質（主に運動野）から脊髄へ向かう神経線維のなかで，錐体路を通らないものもあります．それが，錐体外路と呼ばれる神経走行です．錐体路が随意運動に関与しているのに

●錐体路と錐体交叉

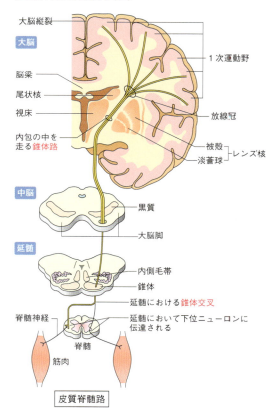

皮質脊髄路

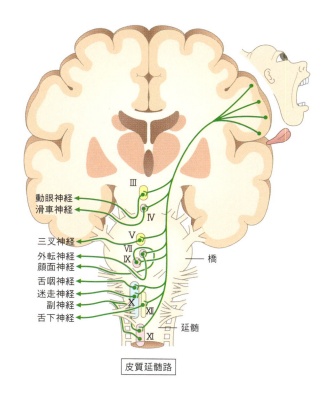

皮質延髄路

対して，錐体外路は主に不随意運動に関与しています．さらに，大脳皮質（運動野）から出た錐体外路系の多くは，大脳基底核や脳幹部の神経核（前庭神経核など）と連絡しており，大脳皮質，小脳，視覚器，平衡器との間の連絡調整を行い，運動がスムーズにいくよう調節しているのです．この錐体外路系の調整によって，平衡などの複雑な運動ができるようになっています．

錐体外路系のなかでも重要なのが，**大脳基底核**です．大脳深部白質や間脳や中脳のなかに点在する神経細胞の集団（灰白質）で，**線条体**（**尾状核**と**被殻**），**淡蒼球**，**黒質**，**視床下核**から構成され，**扁桃体**も含まれます．大脳基底核は，作動させる筋肉の組み合わせや動きの順番を計画して，複雑な動きを調節しているのです．

なお，尾状核と被殻の間（線条体のなか）を，錐体路が内包に包まれて通っています．これによって，錐体路内の運動情報が，尾状核と被殻に連絡していると推察されています．

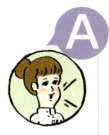

> **A** 大脳から身体各部への命令を送る際，複雑な行動をスムーズに実行できるよう，大脳基底核などの関係する器官と連携して，命令を伝達しています．

知識をリンク！……障害部位と麻痺

錐体路は延髄で交叉するため，障害部位とは反対側の麻痺が出現します．たとえば，右脳の脳出血で左側の片麻痺が出現するということです．これは左ページの図「錐体路と錐体交叉」でも，「延髄における錐体交叉」と示されているとおりです．

ちなみに，これらの運動神経は，大脳皮質運動野から脊髄に走行する上位ニューロンと，脊髄（前角細胞）から走行して筋肉を支配する下位ニューロンの，大きく2つに分けられます．

上位ニューロンの障害では中枢性麻痺，下位ニューロンの障害では末梢性麻痺が出現します．

みなさんが臨地実習でよく出会う，脳血管障害における運動性麻痺は中枢性麻痺であって，多発神経炎などの末梢性麻痺や筋疾患による筋力低下とは，本質的に異なるものであるということを理解しておきましょう．

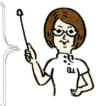

> つまり，運動の命令を伝達する経路の途中にある「内包が障害される」ということは，すなわち「随意運動が障害される」ということなのです！

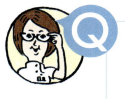

間脳はどのような役割をもっていますか？

　間脳は，大脳と中脳の間に位置しており，視床と視床下部から構成され，視床下部には漏斗を介して下垂体が垂れ下がっています．

　視床には，体外・体内からのすべての感覚情報が上行路を通って集まります．ここで解析・統合処理，修飾が加えられます．その後，投射線維によって大脳皮質（知覚野）に伝達され，知覚として認識されるとともに，一部は大脳辺縁系に送られます．視床は，いわゆるフィルターの役割をしており，生体にとって意味のある情報だけがここを通過できると考えられています．大脳皮質が感覚情報の洪水から免れられるのは，このフィルター効果のおかげといえるでしょう．

　視床下部は，ヒトの生命活動のなかで，身体の内的状態や精神的状態を制御する中枢です．その制御は，神経機能（自律神経）と視床下部と下垂体のもつ内分泌機能によって行われます．視床下部は，神経系と内分泌系をつなぐ重要な部分なのです．たとえば，体温調節（温度受容器），体液の浸透圧や体液量の調節（浸透圧受容器），摂食や飲水欲求の調節（空腹中枢，満腹中枢，渇中枢），循環器や消化管や膀胱の機能の調節（ホルモン受容体など）が視床下部で行われています．視床下部と下垂体は全身にホルモンを分泌する，内分泌系の最上位の中枢といえます．

　下垂体は，前葉と後葉に分けられます．前葉では，視床下部からのホルモン刺激を受けて甲状腺刺激ホルモンや副腎皮質刺激ホルモン，性腺刺激ホルモンなどを分泌します．

　また，視床下部でつくられた抗利尿ホルモンとオキシトシンが神経線維を通って後葉に蓄えられ，必要に応じて血中に分泌されます．

● 脳幹部の構造

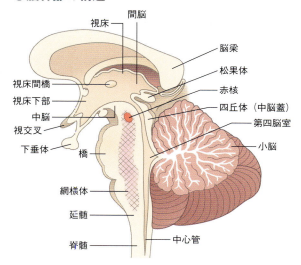

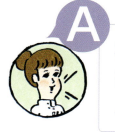

視床，視床下部，下垂体から成り立っており，身体各部からの感覚情報を整理するとともに，身体各部へのホルモンを分泌する中枢の役割を担っています．

17 脳血管障害を説明しよう

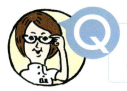

Q 脳内動脈の走行はどうなっていますか？

脳内には，心臓（左心室）から出て大動脈より分岐した，左右一対ずつの**内頸動脈系**と**椎骨動脈系**が走行しています．

内頸動脈は，頭蓋内に入ると外側の太い**中大脳動脈**と内側の**前大脳動脈**に分岐します．前大脳動脈は前交通動脈を介して反対側の前大脳動脈と連絡し，分岐前の内頸動脈が後交通動脈を介して**後大脳動脈**と連絡します．

一方，椎骨動脈は，大動脈から分岐した後に橋前面で合流して**脳底動脈**となり，その後，大脳に入って左右の**後大脳動脈**と

なります．後大脳動脈は上述のとおり，**後交通動脈**を介して内頸動脈と連絡します．

脳内動脈の特徴は，**ウィリス（Willis）動脈輪**の存在です．左右の前大脳動脈は前交通動脈によって，左右の内頸動脈と後大脳動脈は後交通動脈によって，それぞれつながることでウィリス動脈輪という脳血管の輪ができあがります．これは側副血行路の役割を果たしているのです．

●脳内動脈系の走行

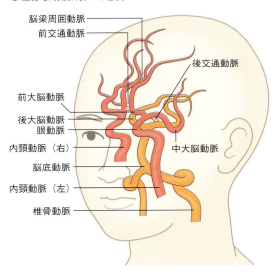

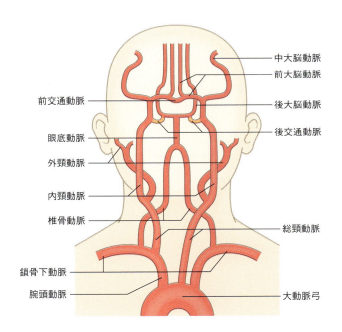

●ウィリス動脈輪

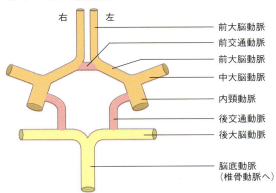

脳・神経疾患 163

● 内頸動脈系の走行

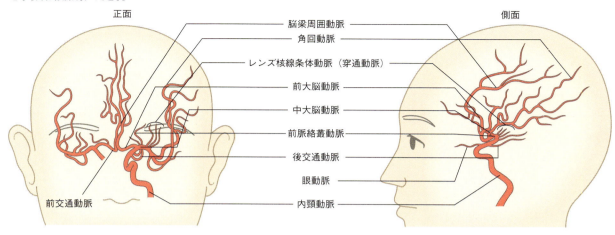

● 椎骨動脈系の走行

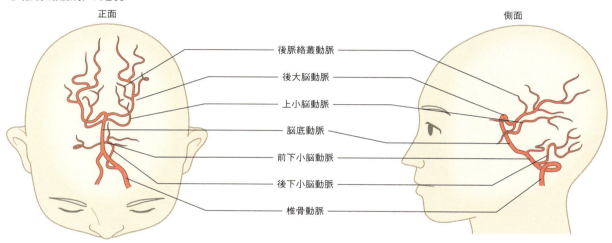

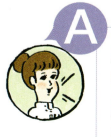

脳の動脈は、心臓（左心室）から出て大動脈で分岐した頸動脈系と椎骨動脈系が走行しています。そして、脳の動脈はウィリス（Willis）動脈輪によって、互いに連絡し合っています。

17 脳血管障害を説明しよう

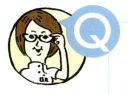

Q 各脳血管はそれぞれどの部位へ栄養を供給していますか？

　大脳は，最表面の**大脳皮質**（**灰白質**）と，内側面の**白質**で構成されており，大脳皮質は**中大脳動脈**，大脳半球内側面は**前大脳動脈**と**後大脳動脈**が，それぞれ栄養しています．**中大脳動脈**が栄養している大脳皮質（灰白質）はさらに**前頭葉**，**頭頂葉**，**後頭葉**，**側頭葉**に分けられます．前大脳動脈と後大脳動脈が栄養している内側面（白質）には内包，大脳基底核，放線冠（視放線），間脳（視床，視床下部）が存在します．そして，主に**椎骨動脈**と**脳底動脈**が中脳，橋，延髄，小脳（上小脳動脈と下小脳動脈）を栄養しています．

　内頸動脈は視神経や網膜を栄養し，中大脳動脈を通して前頭葉，頭頂葉の前部，頭頂葉の後部と側頭葉を栄養しています．

　中大脳動脈は，前頭葉と頭頂葉の前部を栄養する分枝と，頭頂葉の後部と側頭葉を栄養する分枝があり，それぞれさらに細い分枝に分かれています．また，中大脳動脈の近位部（心臓に近い部分）から**穿通動脈**（**レンズ核線条体動脈**）が分岐して，内包，大脳基底核，放線冠（視放線）を栄養しています．

　前大脳動脈は，大脳半球内側面の脳梁の前方部分3/4を，**前脈絡叢動脈**は内包後脚，内包後脚の後外側の白質を栄養しています．

　後大脳動脈は，側頭葉の内側下面と，後頭葉の内側下面（大脳半球の内側面の後ろ1/4），視床，視床下核，赤核を栄養しています．また，後大脳動脈からは穿通動脈（視床膝状体動脈）が分岐し，視床外側核の後外側から内包などを栄養しています．さらに同じく後大脳動脈から穿通動脈（視床穿通動脈）が分岐し，赤核，視床外側核などを栄養しています．

　なお，**穿通動脈**は他の血管との吻合をもたない終末動脈のため，たとえばこれが閉塞すると，閉塞部の末梢脳組織は梗塞に陥ってしまいます．

●脳底部からみた脳底動脈系の走行

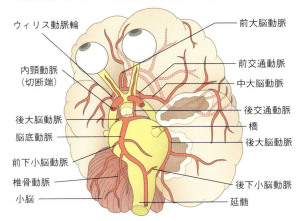

●大脳での主要動脈の栄養・支配領域

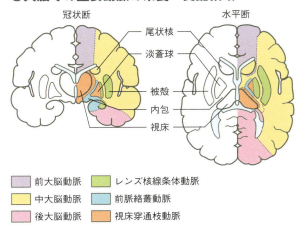

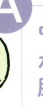

A 中大脳動脈が大脳皮質を，前大脳動脈と後大脳動脈が大脳半球内側面を，栄養しています．また，椎骨動脈と脳底動脈が中脳，橋，延髄，小脳を栄養しています．

2 脳血管障害の病態を説明しよう!

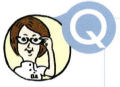

Q 脳血管障害にはどのような種類がありますか?

脳血管障害は大きく分けて，**脳出血**，**脳梗塞**，**クモ膜下腔出血**，**硬膜下出血**，**硬膜外出血**の5つに分類することができます．その特徴を簡単にまとめると下記になります．

- **脳出血**：脳内の血管が破れ，通常は限られた範囲の場所に血液が溜まって固まります（限局性の血腫の形成）．
- **脳梗塞**：脳内の血管が閉塞することで血流障害が生じ，脳実質が壊死をきたした状態です．**一過性脳虚血発作（TIA）**も含みます．
- **クモ膜下腔出血**：クモ膜下腔という特別な中枢神経系の空間の出血で，出血した血液がクモ膜下腔に広がるものです．
- **硬膜下出血**：硬膜下腔の静脈が破れたために起こる慢性の出血です．
- **硬膜外出血**：多くの場合，頭部外傷によって起こります．

本書では，脳出血と脳梗塞の2つを中心に解説します．

● 頭部画像

[脳梗塞]
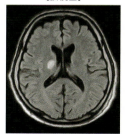
MRI 画像．中央のやや左に白い丸で描出されているのが梗塞巣

[クモ膜下腔出血]
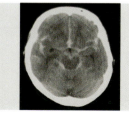
CT 画像．正常な頭部 CT なら黒くみえる脳の隙間（中央部）が白い．白く写っているのは血液である

[硬膜下出血]
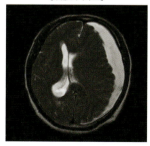
MRI 画像．右側の淡く細長い三日月状に見える領域が血腫となっており，脳が圧迫されている

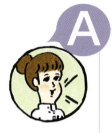

A 脳血管障害は，脳出血，脳梗塞，クモ膜下腔出血，硬膜下出血，硬膜外出血の5つがあります．脳出血は脳内の血管が破れて限局性の血腫を形成し，脳梗塞は脳内の血管が閉塞して脳実質が壊死をきたします．

17 脳血管障害を説明しよう

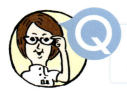

Q 脳出血とはどのような状態ですか？

脳出血とは，脳に血液を供給している血管が破れて出血することです．出血の規模は，小血腫から，脳内にとどまらず脳室まで達する大出血（脳室穿破）まで，さまざまです．出血に際して神経組織が破壊されます．また，出血によって脳組織内に水分が異常に貯留し（脳浮腫），血腫という空間占拠物質ができることで，頭蓋内の容積が増えます．頭蓋内の容量自体は不変ですから，その影響で，脳圧が亢進し，**脳ヘルニア**（脳組織が本来の部位から他の部位へ押し出されてはまり込むこと）を引き起こすこともあります．

脳出血の一般的な症状として，頭痛，嘔吐，神経機能障害〔意識障害，麻痺（痙性）〕，感覚障害などがみられます．

また，発作は日中活動時に起こりやすく，排便・排尿時に起こることがあります．なお，発症前より高血圧（危険因子）に罹患している例が多くあります．

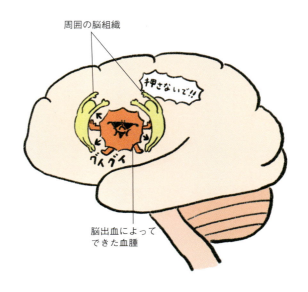

知識をリンク！……脳ヘルニアの分類

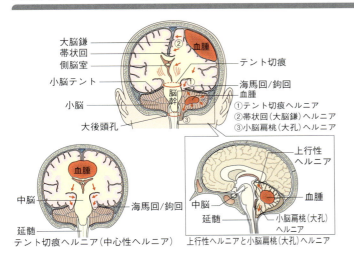

脳ヘルニアは大きく3つに分類されます．

① テント切痕ヘルニア：海馬鉤回がテント切痕へ押し出され，脳幹を側方より圧迫することで，致命的な症状が引き起こされる．中心性ヘルニアは，脳幹障害による意識障害，両側の眼瞼下垂，上方注視麻痺，対光反射の消失などをみる

② 帯状回（大脳鎌）ヘルニア：おもに大脳半球の病変により引き起こされるが，通常は重篤な症状は引き起こさない

③ 小脳扁桃（大孔）ヘルニア：後頭蓋窩病変で起こりやすい．延髄圧迫により意識障害，呼吸障害をきたし致命的となる

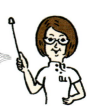

小脳テントの位置から考えると，それぞれの容積の違いが一目瞭然です．テント下部病変のほうが脳ヘルニアを生じやすく，すぐに状態が悪化することがわかるでしょう．

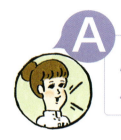

脳の血管が破れた状態で，神経組織が破壊されたり，脳浮腫，脳ヘルニアなどを引き起こしたりします．

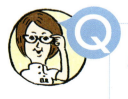

脳出血は脳内のどこで起こりやすく，どんな症状ですか？

脳出血は，部位別にみて主に①**皮質下出血**，②**被殻出血**，③**視床出血**，④**橋出血**，⑤**小脳出血**などがあります．それぞれの特徴をみていきましょう．

①皮質下出血

大脳皮質下での出血で，中大脳動脈皮質枝の出血です．脳出血全体の5～10%であり，まれです．細かい部位別で出血した場合を見ると，大脳皮質の構造や機能（p157）の内容と対応し，下記となります．

- 一次運動野：「運動のこびと」に対応する病巣（錐体交叉により反対側）の運動障害
- 一次知覚野：「感覚のこびと」に対応する病巣（錐体交叉により反対側）の知覚障害
- 前頭連合野：知能低下（記憶，計算），見当識障害，人格崩壊，運動性失語などの出現
- 頭頂-後頭-側頭連合野：身体の失認・失行，構成失行，感覚性失語などの出現
- 一次視覚野：皮質性の同名半盲（両眼の同側視野の欠損）の出現
- 一次聴覚野：皮質聾（聴覚路の障害により生じた難聴）の出現

これらは出血の際の血腫が小さい場合ですが，どの部位であれ血腫が大きくなると，間接的に他の部位を圧迫します．そのため，たとえば大脳皮質の下部にある錐体路が障害され，病巣と反対側の片麻痺，半身感覚障害が出現します．

● 脳出血の部位

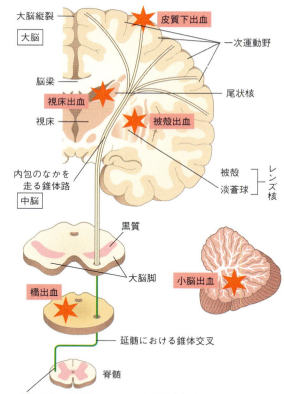

②被殻出血

被殻におけるレンズ核線条体動脈，特に外側線条体動脈からの出血です．脳出血全体の45～55%を占め，脳出血のなかで最も頻度の多い型です．

17 脳血管障害を説明しよう

●内包内の皮質脊髄路，皮質延髄路の局在（運動野からの神経走行路）

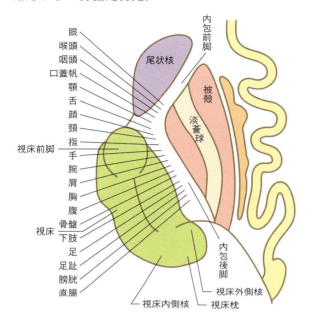

●除脳硬直の姿位

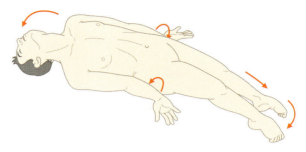

発生した血腫は，錐体路が通る内包を障害するため，病巣と反対側の片麻痺が出現します．他にもほぼ同じ部位を通っているものとして，視床から一次知覚野への感覚路が通っているので半身感覚障害，脳神経への下行路も錐体路を通っているので脳神経麻痺，これらも生じます．

また，注視中枢の麻痺に伴って病巣をにらむ共同偏視が出現するほか，同名半盲（左の被殻出血では右側の同名半盲が出現），失語（病変が優位半球にある場合）が出現することがあります．そして，片麻痺は痙性ですが，内包後脚が完全に破壊されると弛緩性になります（マストな用語！「痙性麻痺と弛緩性麻痺」参照）．なお，脳室穿破例は昏睡に陥って二次的な脳幹障害を伴い，予後不良です．

③視床出血

視床穿通動脈，視床膝状体動脈，前脈絡叢動脈からの出血で，内包の内側の血腫（いわゆる内側型の血腫）です．脳出血全体の30〜35％を占めます．

被殻出血と同様に，血腫が錐体路を通る内包を障害するため，病巣と反対側の片麻痺・半身感覚障害・脳神経麻痺が生じます．ゆえに，被殻出血との鑑別は，臨床所見だけでは困難なことが多くあります．ただし視床出血では瞳孔に変化，つまり病巣側の縮瞳が見られることがあったり，意識障害例では眼球が下方に共同偏位したり，鼻先を見つめるような眼位をとったりすることがあります．

限局性のものは予後良好ですが，脳室を越えたり（脳室穿破），視床下部に及ぶと予後不良です．

④橋出血

椎骨動脈や脳底動脈より分岐した後下小脳動脈，前下小脳動脈からの出血で，脳出血全体の3〜6％です．

橋は，大脳と延髄・脊髄を結ぶ大切な部分で，大きな橋出血ではその連絡が断たれるため（除脳），典型例では数分で昏睡に陥って四肢麻痺，除脳硬直を呈します．除脳硬直では四肢が伸展内旋し，ときには弓なり反張を示します．眼球は正中位にあって著しい縮瞳を呈しますが，対光反射は保持されています．また，眼球が急速に下方に向かい（下転），ゆっくりと上方に向かう（上転）いわゆるocular bobbingを呈することもあります．

小さな橋出血では片麻痺のみで意識障害のないこともありますが，大きな橋出血は，脳出血のなかでも最も予後不良です．

⑤小脳出血

上小脳動脈や後下小脳動脈の出血で，脳出血全体の2〜5％です．小脳は，上行性および下行性の神経線維によって脊髄や中脳と交通しており，橋を介して大脳や平衡器（前庭，蝸牛，内耳）とも連絡しています．この連絡によって小脳は姿勢やバランス保持（平衡維持），運動がスムーズにいくよう調節しています．そのため，発症時に意識障害がなく，四肢麻痺がないにもかかわらず起立や歩行が著しく障害されているのが特徴です（いわゆる小脳性運動失調）．

また，小脳は嘔吐中枢などのある脳幹部に近接していることから，出血時には激しい嘔吐，後頭部痛，回転性のめまいなどが発症します．

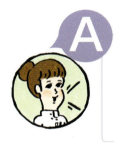

被殻出血，視床出血が起こりやすく，一般的な症状として，頭痛，嘔吐，意識障害，麻痺，感覚障害などが出現します．

マストな用語！
痙性麻痺と弛緩性麻痺

筋の緊張を伴った麻痺を**痙性麻痺**，筋が緊張を失って弛緩した麻痺を**弛緩性麻痺**とよびます．

一次運動野からの情報・刺激は，1本のニューロン（一次ニューロン）で反対側の脊髄の前角まで行き，そこで情報・刺激を次のニューロン（二次ニューロン）である脊髄神経に伝えます．一次ニューロンなどの上位ニューロンの障害では，多くの場合，情報・刺激が完全に断ち切られることはありません．むしろ障害ゆえに興奮度が増す結果か，もしくは他の部位からの刺激が介在しての結果か，筋肉は麻痺しているにもかかわらず，わずかの外部からの刺激で震えたりします．

しかし上位ニューロンの障害でも，経路が完全に寸断された場合（メス・ナイフで切るなど）は弛緩性になります．二次ニューロンの障害では多くの場合，原因が外傷のせいか，弛緩性のことが多くあります．ただし，二次ニューロンの障害でも，初期は痙性のこともあります．

一次ニューロン		
大脳皮質（一次運動野）→内包→中脳→橋→延髄（錐体交叉）		
→反対側の脊髄（側索路）→前角 →	前根　→　筋肉	
	二次ニューロン	

17 脳血管障害を説明しよう

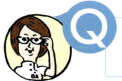

脳梗塞とはどのような状態ですか？

　脳梗塞とは，脳内の血管が閉塞することで血流障害が生じ，脳実質が壊死をきたした状態です．脳は，左心室から出た動脈によって酸素と栄養を供給されていますが，脳血流量が正常の30％以下になるとその部位の機能は障害され（不完全梗塞），10～20％以下になると組織学的に不可逆性の変化である梗塞状態になります．

　脳梗塞は，
①アテローム血栓性脳梗塞
②ラクナ梗塞（小窩巣性梗塞）
③心原性脳塞栓症
の3つに分類されます．

■①アテローム血栓性脳梗塞

　コレステロール（脂質）などのかたまり（アテローム硬化）が，脳動脈（皮質系動脈）のある部位に集まって完全閉塞を起こすものと，その部位よりも末梢へとアテローム硬化の一部が飛んで血栓性塞栓症を起こす動脈原性塞栓症の2種類あります．脳動脈の狭窄や閉塞によってその灌流域に虚血（血流の欠乏）が生じますが，側副血行路があるので，同じ血管で同じ程度の狭窄でも虚血の程度はさまざまです．極端な話ですが，仮に右の内頸動脈が完全閉塞しても右大脳半球に対して左大脳半球から側副血行路が来ていれば理論上は梗塞は起こらず，麻痺も発生しないことになります．

　また，脳出血と同様に，障害部位と出現症状はかなり対応しますが，脳梗塞の場合は閉塞血管部位と出現する神経症状が明確に対応しないこともあります．具体的な部位別に主な症状を見てみましょう．

- **内頸動脈の閉塞**：意識障害，精神障害，病巣と反対側の運動麻痺（とくに片麻痺），感覚障害．優位半球の内頸動脈閉塞では失語・失行症．
- **中大脳動脈の閉塞**：中大脳動脈の起始部の閉塞では病巣と反対側の片麻痺・半身感覚障害．他にも内頸動脈閉塞と同様の症状が出現．
- **前大脳動脈の閉塞**：前交通動脈より遠位部の閉塞で，病巣と反対側の半身感覚麻痺や下肢の強い片麻痺，尿失禁，強制把握（意思とは無関係に手を離せなくなる状態），種々の原始反射など．
- **前脈絡叢動脈の閉塞**：病巣と反対側の片麻痺・半身感覚障害，同名半盲など．
- **後大脳動脈の閉塞**：病巣と反対側の半身感覚障害，病巣と反対側の軽度の片麻痺，運動失調，錐体外路性の不随意運動（舞踏運動，アテトーゼ）など．
- **椎骨動脈および脳底動脈の閉塞**：両側性運動麻痺や感覚麻痺，球麻痺など．

■②ラクナ梗塞（小窩巣性梗塞）

　ラクナ（小窩）は，ラテン語の「小さな穴（lacuna）」に由来し，脳に小さな穴が空くことを意味します．ラクナ梗塞は，被殻，視床，尾状核，内包，放線冠などの脳の深部に生じる，いわゆる穿通動脈の梗塞で，大きさは直径15～20mmまでです．

　主な原因は，脳の小動脈のアテローム硬化，小塞栓，リポヒアリノーシス（脂肪の結晶化）による血栓があり，多くは高血圧を合併します．明らかな症状が見られずに，徐々にラクナが多発した結果，仮性球麻痺（嚥下障害，構音障害，呼吸障害），深部反射亢進，小股歩行，四肢の痙縮，知能低下，感情障害，尿失禁などが出現します．

■③心原性脳塞栓症

　心臓や大血管内に生じた栓子（血栓・血液凝固塊）が，血流によって脳内動脈に運ばれて閉塞を引き起こし，灌流域に梗塞が生じた状態です．この栓子はほとんど，心臓内や頸部動脈（内頸動脈，椎骨動脈），大動脈弓の血栓から離れたものです．

　発症から症状発現までの時間が非常に短く，数秒ないし数分で症状が完成し，発作は昼夜を問わず起こり得るという特徴があります．

●脳梗塞の成因

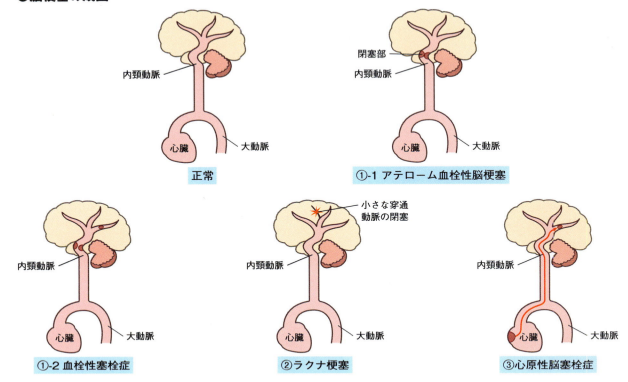

さまざまな理由によって脳血管が閉塞して血流障害が発生し，脳実質が壊死へと至る状態です．アテローム血栓性脳梗塞，ラクナ梗塞，心原性脳塞栓症などがあります．

巻末付録　解剖図

- 図1　呼吸器系の全体像
- 図2　気管支と肺胞
- 図3　肺の血管系
- 図4　心臓の構造
- 図5　心臓の位置
- 図6　消化器系の全体像
- 図7　肝・胆・膵の位置
- 図8　腎・尿器系の全体像
- 図9　口腔・咽頭・喉頭の構造
- 図10　全身の骨と筋肉
- 図11　脳の動脈の走行
- 図12　脳の表面構造
- 図13　大脳半球の内部構造
- 図14　脊髄神経

図1 呼吸器系の全体像

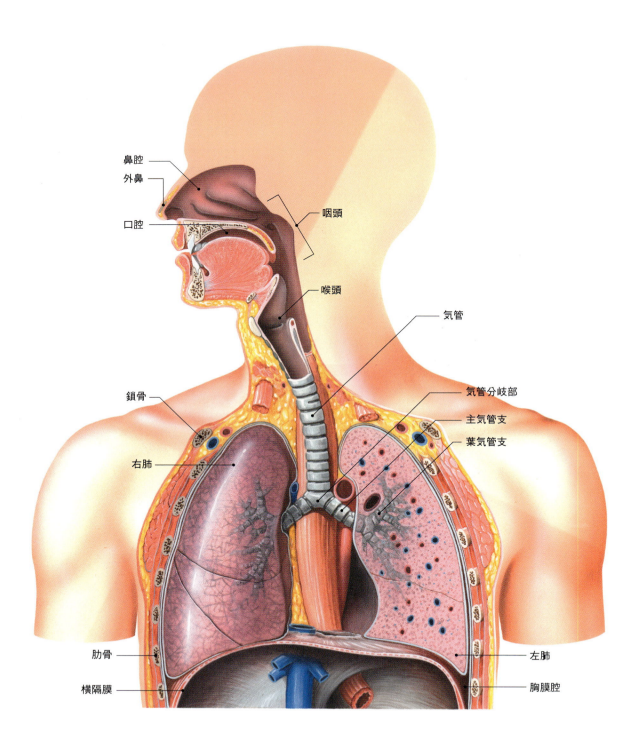

図2 気管支と肺胞

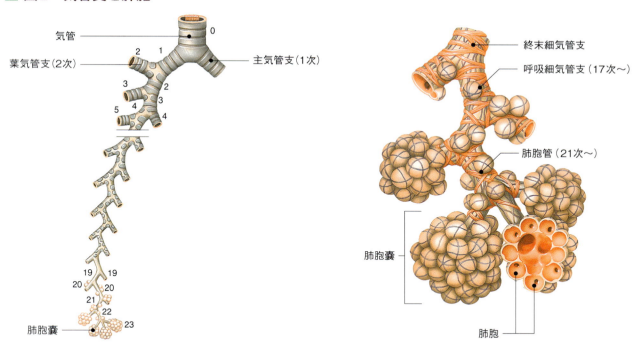

図3 肺の血管系

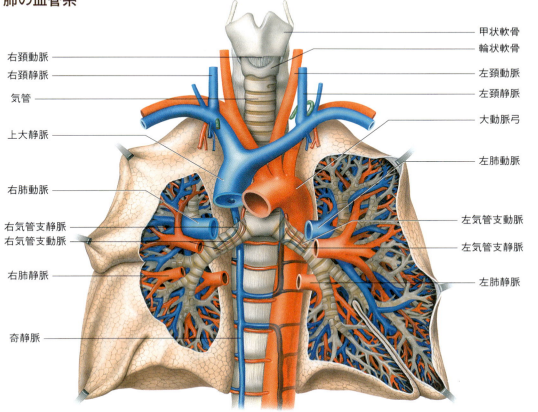

■ 図4　心臓の構造

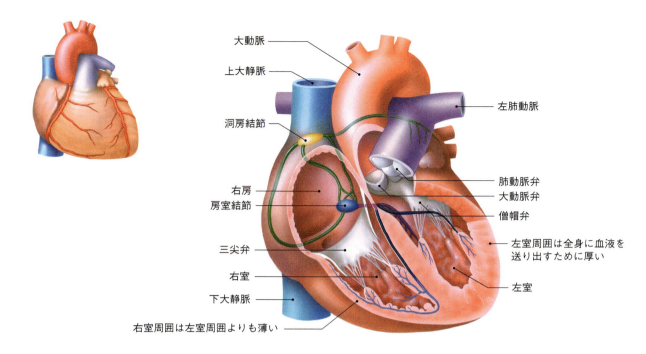

■ 図5　心臓の位置

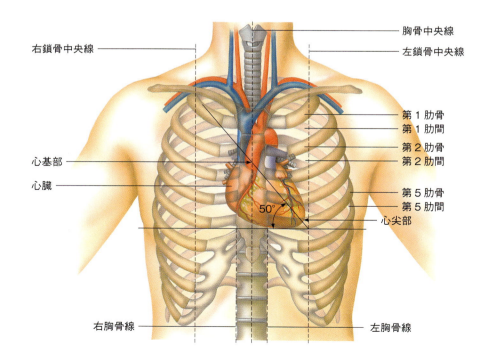

図6　消化器系の全体像

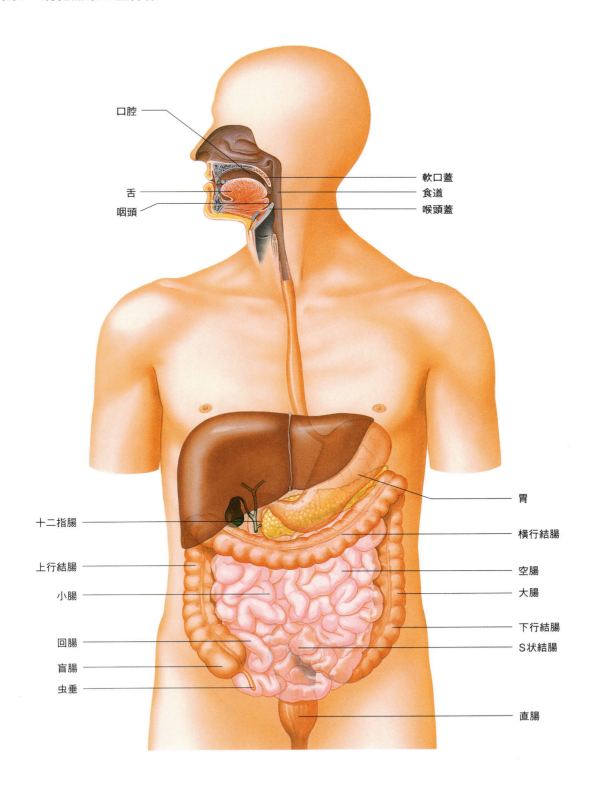

■ 図7　肝・胆・膵の位置

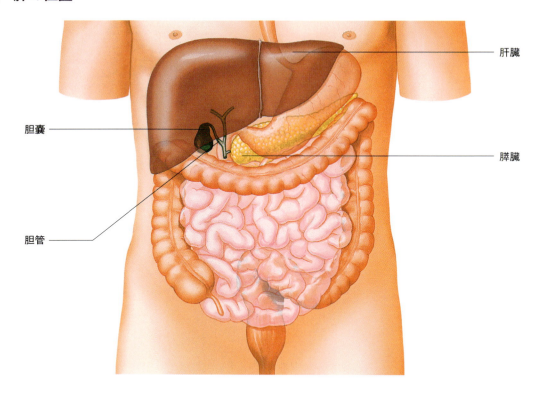

■ 図8　腎・尿器系の全体像

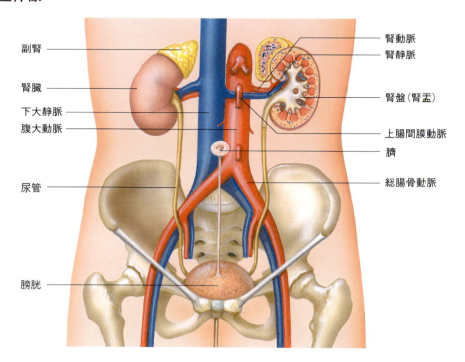

図9 口腔・咽頭・喉頭の構造

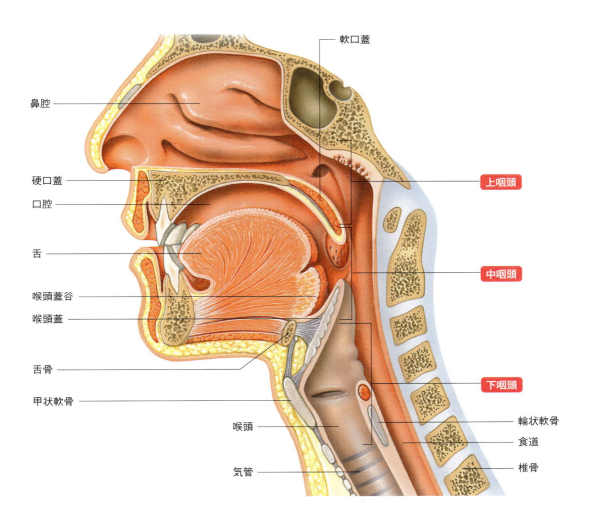

図10 全身の骨と筋肉

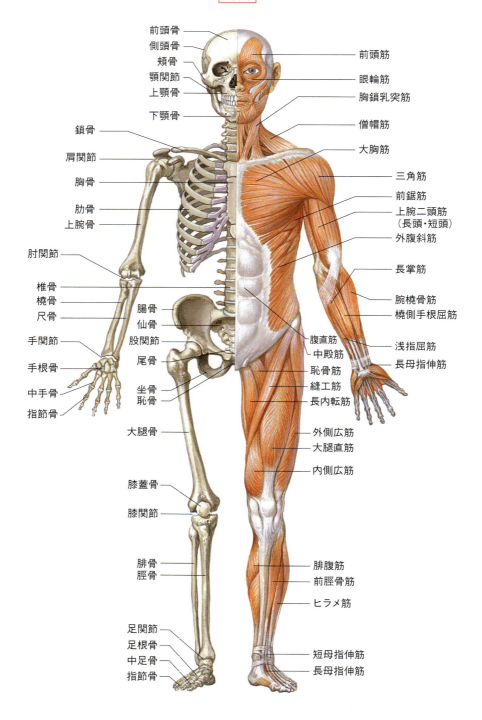

巻末付録・解剖図

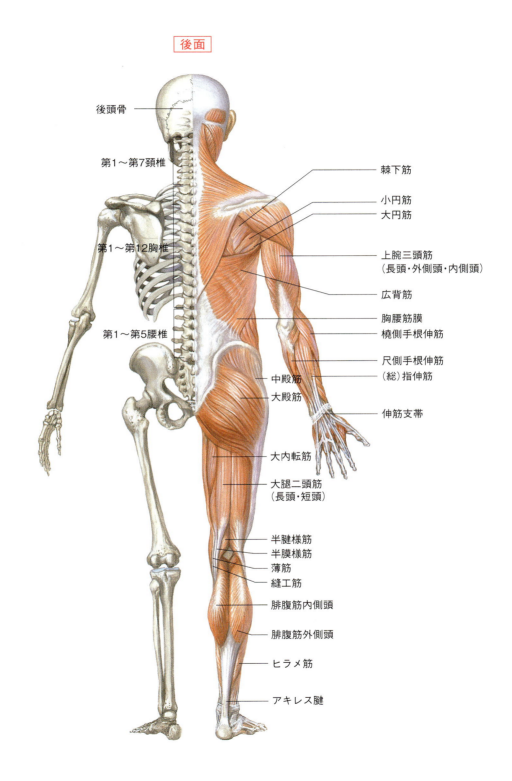

図11 脳の動脈の走行

後頭蓋窩の動脈

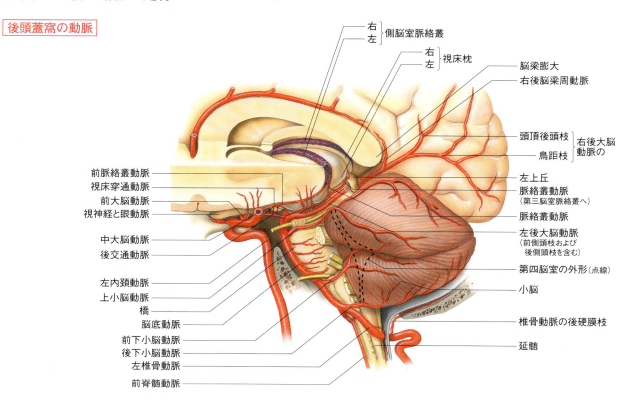

脳底動脈の構造

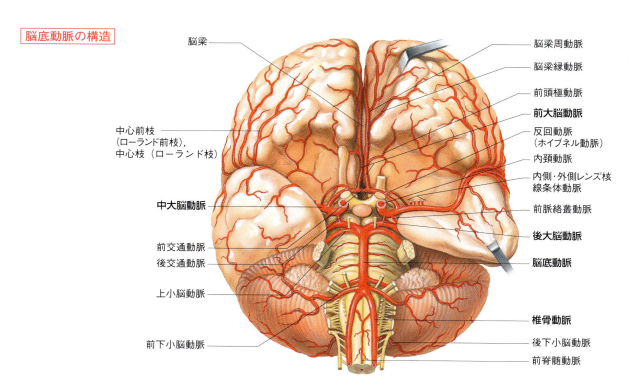

図12　脳の表面構造

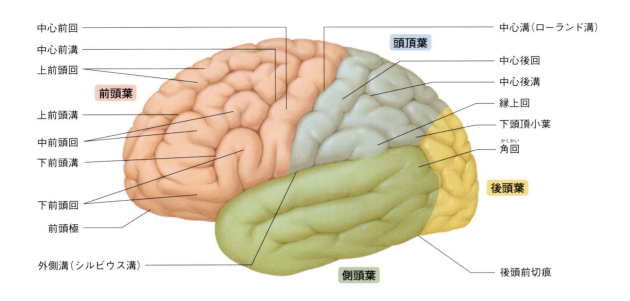

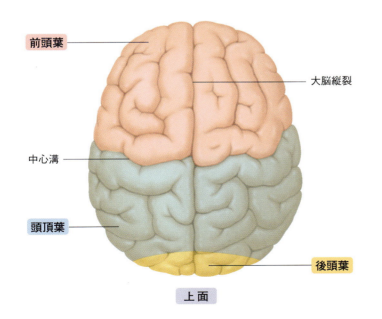

大脳

大脳半球の外表面は，前頭葉，頭頂葉，後頭葉，側頭葉の4つの領域に区分される．前頭葉と側頭葉は外側溝（シルビウス溝）で分かれる．前頭葉と頭頂葉は中心溝（ローランド溝）で境界される．

図13　大脳半球の内部構造

冠状断

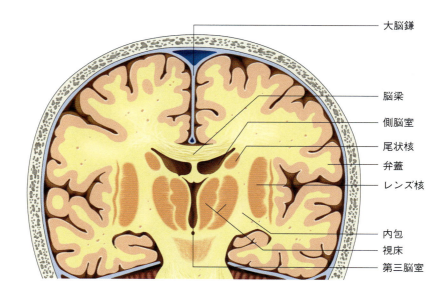

水平断

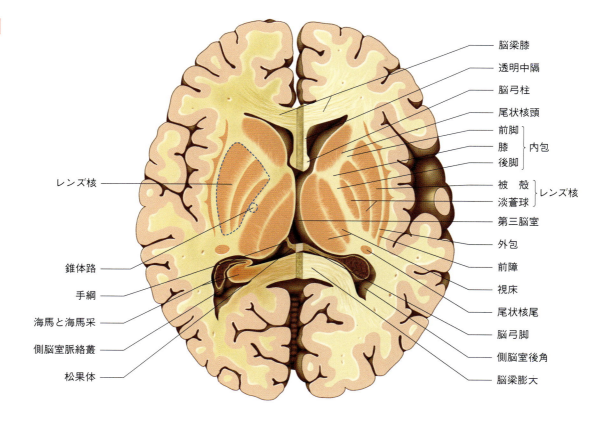

図14　脊髄神経

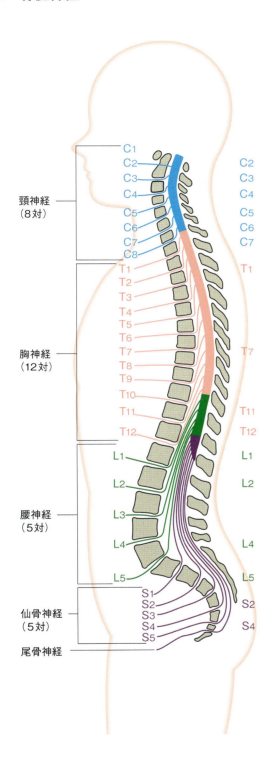

脊椎と脊髄の構造

脊椎は頸椎7個，胸椎12個，腰椎5個，仙椎5個（実際には5個の仙椎は癒合して1つの塊となり，骨盤と結合している）の計29個の椎骨の結合により形成されている．

説明できる病態生理 index

欧文

% VC	7
ACE	140
ASML	40
ATP	4
CEA	72
CKD	146
COPD	6
Cr	142
FEV_1%	7
GFR	142
HS	118
$PaCO_2$	10
PaO_2	2, 10, 13
SaO_2	117
SO_2	117
SpO_2	13, 117
T_3	100
T_4	100
TIA	166
TRAb	105
TRH	98
TSH	98

あ行

IgA 腎症	143
亜急性甲状腺炎	104
悪性腫瘍	69
悪性新生物	69
悪性貧血	121
朝のこわばり	94
アセチルコリン	156
圧迫像	46
アテローム血栓性脳梗塞	171
アテローム硬化	171
アミノ酸	52, 77
アルドステロン	140
アンギオテンシノーゲン	140
アンギオテンシンⅠ	140
アンギオテンシンⅡ	140
アンギオテンシン変換酵素	140
アンモニア	52
アンモニア代謝	48
胃	28, 36
胃・十二指腸の神経支配（遠心性・求心性）、ホルモン支配	41
胃潰瘍の分類	41
易感染状態	82
易感染性	122
萎縮性甲状腺炎	110
異所性石灰化	145
胃腺	36
胃体	36
1 型糖尿病	79, 82
一次運動野	157
一次知覚野	158
一次皮質野	157
1 秒率	7
1 秒量	13
一過性脳虚血発作	166
溢水	144
胃底	36
胃底腺	36
遺伝性球状赤血球症	118, 123
イニシエーション	69
胃粘膜関門破壊説	43
インスリン	78
インスリン抵抗性	80
インスリン療法	80
咽頭	2, 28
ウィリス動脈輪	163
右心室	16
右心不全	25
右心房	16
うっ血	23
うっ血性心不全	23
うっ滞	22
ウロビリノーゲン	123
運動性言語中枢	158
運動のこびと	158
運動野	157
HDL コレステロール	84
A 型肝炎ウイルス	58
S 状結腸	28, 64
壊疽	81
エリスロポエチン	139
LDL コレステロール	84
遠位尿細管	138
遠心性	157
遠心性線維	41
延髄	154
エンテロガストロン	42
エンテログルカゴン	42
横隔膜	4
横行結腸	28, 64
黄斑部	81
オキシトシン	162

か行

外呼吸	4
外縦走筋層	37, 64
回腸	28
解糖	76
灰白質	154
カイロミクロン	85
化学的消化	30
下気道	2
拡散	3
拡散障害	7, 8
拡張型心筋症	21
拡張期	16
下行結腸	28, 64
下垂体	98, 154, 162
ガス交換	3
ガス交換障害	6
ガストリン	42
ガストリン分泌細胞	37
滑液	90
活性型ビタミン D	139
下部尿路結石	151
顆粒球	114
がん	69
肝炎ウイルス	54
感覚のこびと	158
換気障害	6
眼球突出	106
肝硬変	54, 60
間質性腎炎	141
間質性肺炎	5, 6, 7, 8, 95
肝小葉	49
関節	90
関節滑膜	90
関節軟骨	90
間接ビリルビン	123
関節包	90
関節リウマチ	90
感染性食道炎	32
肝臓	48
環椎 - 歯状突起亜脱臼	95
間脳	154, 162
がん発症のメカニズム	69
肝脾腫	123
肝不全	48, 54
記憶障害	10
機械的消化	30
気管	2
気管支	2
起坐呼吸	9
奇静脈	61
気道	2
逆流性食道炎	32
求心性	157
求心性線維	41
急性胃粘膜病変	40
急性ウイルス肝炎	57
急性潰瘍	40
急性肝不全	54

186　説明できる　病態生理

急性骨髄性白血病	125	
急性糸球体腎炎	143	
急性心筋梗塞	21	
急性心不全	22	
急性腎不全	144	
急性尿細管壊死	141	
急性白血病	125	
急性リンパ性白血病	125	
穹窿部	36	
橋	154	
胸郭	4	
胸管	86	
胸鎖乳突筋の緊張	11	
橋出血	168	
狭心症	20, 21	
胸髄	154	
共同偏視	168	
虚血性心疾患	20, 146	
巨赤芽球性貧血	118, 121	
近位尿細管	138	
筋層	37	
空腸	28	
クスマウル呼吸	82	
口すぼめ呼吸	8, 11	
クモ膜下出血	166	
グリセロール	77	
グリソン鞘	49	
グルコース	76	
クレアチニン	142	
クレアチニンクリアランス	142	
クレチニスム	102	
クレチン症	111	
頸髄	154	
痙性麻痺	170	
経皮的動脈血酸素飽和度	13, 117	
劇症肝炎	54	
血圧	18	
血液	114	
血液循環	17	
血管抵抗	18	
血球	114	
血腫	167	
血漿	114	
血小板	114	
血栓性塞栓症	171	
血中尿酸値	135	
結腸ヒモ	64	
血糖値	77	
血便	72	
ケトン体	82	
見当識障害	10	
原尿	138	
原発性大腸がん	66	
高アンモニア血症	52, 56	
高LDLコレステロール血症	86	
口渇	81	
高カリウム血症	144	
交感神経	154	
交感神経刺激症状	83	
口腔	28	
高血圧	19, 22, 144, 146	
高血糖	81	
高血糖高浸透圧症候群	82	
後交通動脈	163	
高コレステロール血症	144	
甲状腺	98	
甲状腺機能亢進症	98, 104, 110	
甲状腺機能低下症	108	
甲状腺刺激ホルモン	98, 162	
甲状腺刺激ホルモン放出ホルモン	98	
甲状腺ホルモン	98, 100	
甲状腺ホルモン不応症	108	
拘束性換気障害	6, 8, 13	
後大脳動脈	163	
喉頭	2	
後頭葉	154	
高トリグリセリド血症	86	
高尿酸血症	134	
高尿素血症	52	
高ビリルビン血症	123	
後負荷	18	
硬膜外出血	166	
硬膜下出血	166	
肛門	28, 64	
抗利尿ホルモン	162	
高リン血症	145	
交連線維	154	
呼吸運動	4	
呼吸機能検査	13	
呼吸困難	10	
呼吸性アシドーシス	10	
呼吸不全	2	
黒質	160	
骨髄性白血病	122, 124	
骨軟化症	145	
小人症	102	
コルチゾール	87	
コレシストキニン	42	
混合運動	62, 66	
昏睡	82	
コンプライアンス	5	

さ行

細気管支	3	
再吸収	139	
細小血管障害	81, 143	
再生不良性貧血	118, 122	
サイロキシン	100	
サイログロブリン	98, 100	
左心室	16	
左心不全	25	
左心房	16	
酸塩基平衡	139	
さんご状結石	150	
酸素欠乏	119	
酸素飽和度	117	
三大栄養素	39, 77	
3大合併症	81	
CO_2ナルコーシス	11	
C型肝炎ウイルス	58	
シーソー呼吸	11	
弛緩性麻痺	170	
糸球体	138	
糸球体腎炎	141, 143	
糸球体濾過量	142	
軸索	156	
止血機能	114	
自己免疫性溶血性貧血	118, 123	
脂質	39, 52, 77, 84	
脂質異常症	84, 146	
脂質代謝	48, 52	
視床	154, 162	
視床下核	160	
視床下部	98, 154, 162	
視床出血	168	
シスチン結石	150	
持続性タンパク尿	143	
失語	168	
シナプス	156	
脂肪酸	77	
尺側偏位	94	
集合管	138	
シュウ酸カルシウム結石	150	
収縮期	16	
縦走筋	37	
十二指腸	28, 36	
充盈像	46	
粥状動脈硬化	88	
樹状突起	156	
出血	118	
出血傾向	122	
腫瘍・新生物	69	
腫瘍マーカー	72	
循環障害	7	
消化管	28, 64	
消化管抑制ペプチド	42	
消化性潰瘍	40	
小窩巣性梗塞	171	
上気道	2	
上行結腸	28, 64	
硝子体出血	81	
小腸	28, 62	
小脳	154	
小脳出血	168	
上部尿路結石	151	
漿膜	37	
静脈	16	

静脈還流量	18	
静脈血	3	
小葉間静脈	49	
小葉間胆管	49	
小葉肝動脈	49	
食道	28	
食道・胃接合部潰瘍	32	
食道炎	28, 31	
食道潰瘍	31	
食道静脈瘤	61	
食道びらん	31	
食道裂孔ヘルニア	32	
除脳硬直	169	
腎盂結石	150	
心窩部痛	45	
心筋梗塞	19, 20, 22	
心筋症	19, 21	
神経細胞	156	
神経障害	81	
神経線維	156	
神経伝達物質	156	
神経突起	156	
腎結石	150	
心原性脳塞栓症	171	
進行大腸がん	66	
腎後性	142	
腎症	81	
腎性	142	
腎性貧血	145	
腎前性	142	
心臓	16	
腎臓	138, 148	
靭帯	90	
腎杯結石	150	
心拍出量	18, 22	
心拍出量の増大	10	
心不全	16, 144	
腎不全	81, 138	
心膜炎	95	
随意運動	160	
錐体外路	160	
錐体交叉	160	
錐体路	160	
水泡音	9	
ステロイドホルモン	87	
スパイロメーター	13	
スパイロメトリー	13	
スワンネック変形	94	
生活習慣病	146	
性腺刺激ホルモン	162	
生理的狭窄部	28, 148	
赤芽球	117	
セクレチン	42	
赤血球	114, 117	
赤血球破壊亢進	118	
前交通動脈	163	

線条体	160	
仙髄	154	
前大脳動脈	163	
仙痛発作	152	
前庭	36	
蠕動運動	30, 62, 65, 66	
前頭前野	159	
前頭葉	154	
前頭連合野	159	
前負荷	18	
喘鳴	12	
線毛運動	2	
線毛細胞	2	
早期大腸がん	66	
造血幹細胞	115, 117, 124	
僧帽弁逆流症	21	
僧帽弁狭窄症	21	
僧帽弁閉鎖不全	21	
側頭葉	154	
側副血行路	163	
ソマトスタチン	42	

た行

第一次通過効果	53	
代謝	48	
代謝性アシドーシス	144	
代償機構	119	
大腸	28, 62	
大動脈弁逆流症	21	
大動脈弁閉鎖不全	21	
大脳	154	
大脳基底核	160	
大脳皮質	154	
多飲	81	
脱水	81	
多糖類	77	
多発性関節炎	91	
樽状胸郭	8	
痰	3	
単球	114	
胆汁	50	
弾性	5	
淡蒼球	160	
単糖類	77	
タンパク・アミノ酸・アンモニア代謝	48, 52	
タンパク質	39, 52, 77	
チアノーゼ	10, 11	
知覚野	157	
窒素代謝産物	139	
中心溝	154	
中枢神経系	154	
中性脂肪	77	
中脳	154	
直接ビリルビン	123	

直腸	28, 64	
直腸静脈瘤	61	
チロシン	98	
椎骨動脈	163	
痛風	136	
痛風結節	137	
痛風腎	137	
低アルブミン血症	144	
低HDLコレステロール血症	86	
低血糖	83	
低酸素血症	2, 10	
鉄	116	
鉄欠乏性貧血	118, 120	
糖質	39, 77	
糖質代謝	48, 52	
投射線維	154	
糖新生	52, 76	
透析	81	
頭頂-後頭-側頭連合野	159	
頭頂後頭葉	154	
頭頂葉	154	
糖尿病	76, 146	
糖尿病ケトアシドーシス	82	
糖尿病腎症	141, 143	
動脈	16	
動脈血	3	
動脈血酸素分圧	2, 10, 13	
動脈血二酸化炭素分圧	10	
動脈原性塞栓症	171	
動脈硬化	20, 81, 84, 88	
動脈枝	49	
動脈血酸素飽和度	117	
同名半盲	168	
糖類	77	
特発性粘液水腫	110	
トランスフェリン	116	
トリグリセリド	84	
トリヨードサイロニン	100	
努力呼吸	11	
努力肺活量	13	

な行

内頚動脈	163	
内呼吸	4	
内輪筋層	37, 64	
2型糖尿病	79, 82	
肉腫	69	
二次運動野	158	
二次性脂質異常症	87	
二次知覚野	158	
二重造影像	46	
乳び	86	
乳び槽	86	
ニューロン	156	
尿管	148	

尿管結石	150
尿細管	138
尿酸	134
尿酸塩結晶	137
尿酸結石	150
尿素	52
尿道	148
尿道結石	150
尿路	148
ネフローゼ症候群	144
ネフロン	138
粘液	2
粘膜下組織	37
粘膜固有層	37
脳血管障害	154
脳梗塞	154, 158, 166, 171
脳室穿破	167
脳出血	154, 166, 167
脳底動脈	163
脳浮腫	167
脳ヘルニア	167

は行

％肺活量	7
肺	2
肺うっ血	9
肺気腫	6, 8
杯細胞	2, 64
肺水腫	7, 9, 144
肺性心	9
肺塞栓症	7, 9
肺胞	2, 3
ハウストレーション	64
白鳥の首変形	94
橋本病	110
バセドウ病	104, 105, 110
ばち状指	8, 11, 106
発がん過程	69
白血球	114
白血病	118, 122, 124
白血病細胞	124
白血病裂孔	127
バッタの脚変形	94
バランス説	43
パルスオキシメーター	13, 117
バレット潰瘍	32
汎血球減少症	118, 122
B型肝炎ウイルス	58
被殻	160
被殻出血	168
皮質下出血	168
脾腫	61
尾状核	160
尾髄	154
ヒスタミン	42
肥大型心筋症	21
ビタミン B_{12}	121
びまん性甲状腺腫	106
鼻翼呼吸	11
微量アルブミン尿	143
ビリルビン	123
ビリルビン代謝	48, 53
貧血	114, 118
頻呼吸	10
頻脈	10, 106
フィードバック機構	103
フィブリノイド変性	93
フィブリン壊死巣	93
フェリチン	116
負荷	18
副交感神経	154
副雑音	11
副腎皮質刺激ホルモン	162
副腎皮質ステロイド薬	87
腹膜	38
不随意運動	160
物理・化学的食道炎	32
ブドウ糖	76
プラーク形成	88
プランマー・ヴィンソン症候群	120
プランマー徴候	106
プランマー病	104
プリン体	134
ブローカ野	158
フローボリューム曲線	13
プロモーション	69
分節運動	62, 66
噴門	36
噴門腺	36
閉塞性換気障害	6, 13
ヘモグロビン	53, 114, 116
ヘモグロビンエーワンシー	79
ヘリコバクター・ピロリ菌	44
辺縁連合野	159
便潜血反応	72
扁桃体	160
ヘンレループ	138
膀胱	148
膀胱結石	150
乏尿	144
ボーマン嚢	138
ボタン穴変形	94
発作性夜間血色素尿症	122

ま行

マクロファージ	115
末梢神経系	154
慢性ウイルス肝炎	59
慢性炎症性疾患	90
慢性潰瘍	40
慢性肝不全	54
慢性気管支炎	6, 8
慢性骨髄性白血病	128
慢性糸球体腎炎	143
慢性腎臓病	146
慢性心不全	22
慢性腎不全	20, 144
慢性閉塞性肺疾患	6
ミセル	84
無痛性甲状腺炎	104
無尿	144
メズサの頭	61
メタボリックシンドローム	146
メルゼブルグの3徴	106
免疫応答	58
免疫反応	58
盲腸	28, 64
網膜症	81
網膜剥離	81
門脈域	49
門脈枝	49
門脈 - 大循環系短絡	54
門脈三つ組	49

や行

薬物・毒物代謝	48, 53
有酸素運動	136
幽門	36
幽門腺	36
溶血	118
溶血性貧血	123
腰髄	154
ヨード	98

ら行

ラクナ梗塞	171
リウマトイド結節	95
リポタンパク	85
隆起形成	64
リン酸カルシウム結石	150
輪状筋	37
リンパ管	86
リンパ球	114
リンパ腫	69
リンパ性白血病	122, 124
類洞	50
レニン	139, 140
レニン・アンギオテンシン・アルドステロン系	140
連合線維	154
連合野	157, 158

MEMO

MEMO

MEMO

MEMO

説明できる　病態生理

2019年1月5日　　　初　版　第1刷発行
2019年7月26日　　初　版　第2刷発行

編　著	竹田津文俊
発行人	影山　博之
編集人	向井　直人
発行所	株式会社 学研メディカル秀潤社 〒141-8414 東京都品川区西五反田 2-11-8
発売元	株式会社 学研プラス 〒141-8415 東京都品川区西五反田 2-11-8
印刷・製本	凸版印刷株式会社

この本に関する各種お問い合わせ先
【電話の場合】
●編集内容については Tel 03-6431-1237(編集部)
●在庫については Tel 03-6431-1234(営業部)
●不良品(落丁,乱丁)については Tel 0570-000577
　学研業務センター
　〒354-0045 埼玉県入間郡三芳町上富 279-1
●上記以外のお問い合わせは Tel 03-6431-1002(学研お客様センター)
【文書の場合】
●〒141-8418　東京都品川区西五反田 2-11-8
　　学研お客様センター『説明できる　病態生理』係

©F.Taketazu, 2019. Printed in Japan
●ショメイ：セツメイデキル　ビョウタイセイリ
本書の無断転載,複製,頒布,公衆送信,翻訳,翻案等を禁じます.
本書に掲載する著作物の複製権・翻訳権・上映権・譲渡権・公衆送信権(送信可能化権を含む)は株式会社学研メディカル秀潤社が管理します.
本書を代行業者等の第三者に依頼してスキャンやデジタル化することは,たとえ個人や家庭内の利用であっても,著作権法上,認められておりません.

JCOPY 〈出版者著作権管理機構 委託出版物〉
本書の無断複製は著作権法上での例外を除き禁じられています.複製される場合は,そのつど事前に,出版者著作権管理機構(電話 03-5244-5088, FAX03-5244-5089, e-mail: info@jcopy.or.jp)の許諾を得てください.

　本書に記載されている内容は,出版時の最新情報に基づくとともに,臨床例をもとに正確かつ普遍化すべく,著者,編者,監修者,編集委員ならびに出版社それぞれが最善の努力をしております.しかし,本書の記載内容によりトラブルや損害,不測の事故等が生じた場合,著者,編者,監修者,編集委員ならびに出版社は,その責を負いかねます.
　また,本書に記載されている医薬品や機器等の使用にあたっては,常に最新の各々の添付文書や取り扱い説明書を参照のうえ,適応や使用方法等をご確認ください.

株式会社 学研メディカル秀潤社